生涯歩行のすすめ

今日からはじめるフットケア！

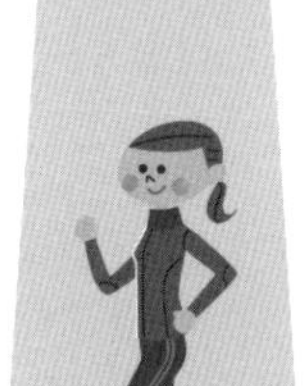

NPO法人
足もと健康サポートねっと・編

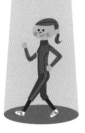

はじめに

「ＮＰＯ法人　足もと健康サポートねっと」は、２０１１年６月15日に設立認証を受けた特定非営利活動法人です。九州圏内の医療関係者（義肢装具士・看護師・理学療法士・医師など）と靴・インソール製造や販売を含めた靴業界、フットケアサロン業界などとの連携を図ることで、足（脚）に悩みをもった方々の問題解決に向けたサポートを行うことを基本理念として設立しました。

近年、超高齢化社会の中、糖尿病の増加が問題になっていますが、足壊疽《えそ》の発生、そして切断を余儀なくされる数も増加しています。また、「ロコモ」の名称で知られるようになったロコモティブシンドロームも増えています。これは「運動器の障害」により、「要介護」になるリスクの高い状態を意味しています。糖尿病患者さんはもちろんのこと、糖尿病患者さんでなくとも、足（脚）に悩みをもっている方は多く、「足のトラブル」は「要介護」や「寝たきり」のきっかけになってしまいます。

2017年に厚生労働省が発表した「簡易生命表」によると、日本人の平均寿命は男性が80・98年、女性が87・14年と男女とも過去最高を更新したことが明らかになりました。1990年では男性が75・92年、女性が81・90年だったことを考えると、5年以上も平均寿命が延びてきていることが分かります。平均寿命が延び、超高齢化社会となったことの影響だけではなく、糖尿病や高血圧、脂質異常症、肥満症などの生活習慣病が増加したこと、交通網の発達や室内娯楽が増えたことなどによる運動量の減少など、複合的な要因から足に何らかのトラブルや不安を抱えた高齢者（すなわち足病患者）が増加していると思われます。

当NPOは2011年に設立してから「足のトラブル発生↓歩けない↓要介護↓寝たきり」の負の連鎖・悪循環サイクルを断ち切り、歩行を守り、生涯元気で歩き続けられる生活を目指したサポート活動を行ってきました。その活動の一連として、本書『生涯歩行のすすめ　今日からはじめるフットケア！』を出版することにしました。

足（脚）の分野に限ったことではありませんが、トラブルは「早期発見・早期治療」が大切ですし、トラブルを未然に防ぐための「予防」もまた大切です。当NPOのメンバーは、「予防」から「治療」に渡る「足に関連したエキスパート」が集まっています。その英知を集結させるためにも、コアメンバーがそれぞれの専門領域・得意な分野を分担する形で執筆を行いました。

本書は「足のトラブル」を抱えている方だけを読者の対象としていません。「足のトラブル」を抱えている方のご家族や、「足のトラブル」を未然に防ぎたいと思っている方、元気で生涯を過ごしたいと思っている方、介護関係者、医療関係者、学校関係者、我々と同様な活動を他の地区でも行いたいと思っている同志の方々などにも広く読んで頂き、1人でも多くの方が「生涯元気で歩き続けられる」お手伝いができればと願います。

令和元年6月吉日　竹内　一馬

目次

本書を読むにあたって

本書では、「足」・「脚」・「趾」など、「あし」に関する様々な言葉が出てきます。
今回それぞれの意味を次のように定義しています。

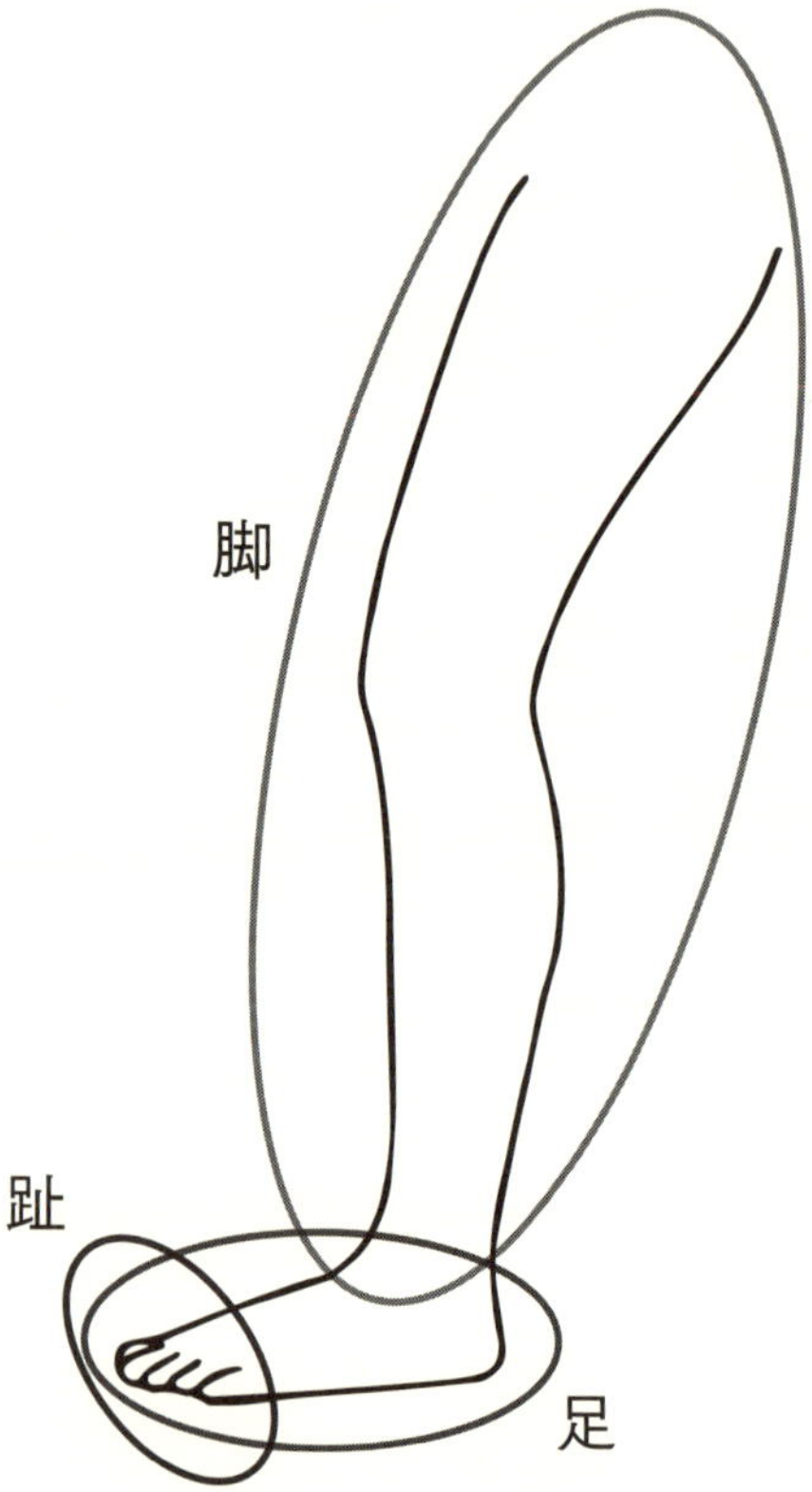

足もとセルフチェック

【病変】

□ 皮膚が白く粉を吹いている ↓P64
□ 皮膚の表面がザラザラしている ↓P64
□ 血管が膨らんで浮き上がっている ↓P67
□ 足がむくんでだるい、痒い、痛い ↓P67
□ 歩くと足が痛くなるが、少し休むと良くなる ↓P72
□ タコやウオノメが出来て、歩くと痛む ↓P74
□ 親指が人差し指のほうに曲がっている ↓P75
□ 以前に比べ、足の幅が広くなった ↓P75
□ 爪にへこみが出来ている ↓P79
□ 爪が白っぽくなっている ↓P81
□ 爪の色が以前と違う、分厚い、黄色い筋が入っている ↓P81

【運動習慣】

□ 1日の歩数は8000歩以下　↓P85
□ 自動車を頻繁に使う　↓P86
□ 階段を避けてエスカレーターやエレベーターをよく使う　↓P87
□ 1日を通して座っている時間が長い　↓P87
□ テレビを見ている時間が長い　↓P88
□ 公共交通機関では座る事が多い　↓P89
□ 午前中は活動的だが、午後は動かない事が多い　↓P89

【生活習慣】

□ 就寝前の2時間以内に夕食を摂ることがある　↓P102
□ 夕食後に間食（3食以外の夜食）を摂ることがある　↓P102

□　周囲と比較して食べる速度が速い　↓Ｐ１０２
□　お酒を毎日飲む　↓Ｐ１０５
□　１日の飲酒量が、日本酒にすると３合（５４０ml）以上　↓Ｐ１０５
□　タバコ（電子タバコも含む）を吸っている　↓Ｐ１０６
□　タバコを吸わないと落ち着かない　↓Ｐ１０６

【靴選び】

□　毎日、同じ靴を履いている　↓Ｐ１３１
□　目的に応じて靴を履き別けている　↓Ｐ１３４
□　履いている靴に違和感がある　↓Ｐ１３９
□　実際のサイズより少し小さい、大きいものを履いている　↓Ｐ１３９

第1章

健康は「足もと」から

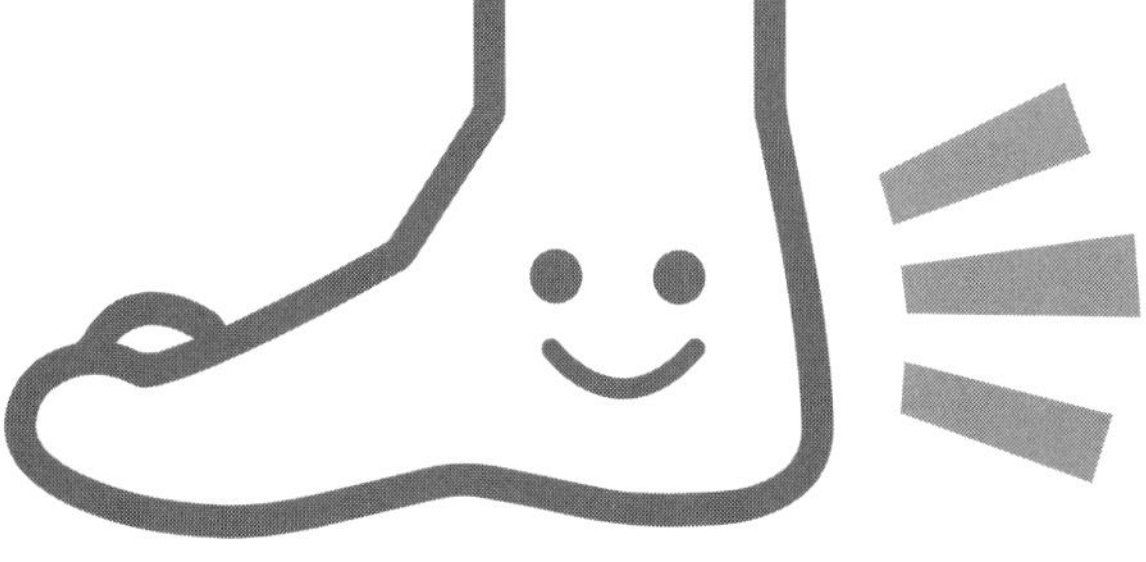

20秒間に1本の足が切断されているという事実

たけのしたクリニック　院長
竹之下　博正

糖尿病足病変の現状

実は世界では20秒間に1本の足が糖尿病の為に切断されています。

「えっ！」と思われるかもしれませんが、２００５年の段階では糖尿病の為に30秒間に1本の足が世界中のどこかで奪われているという報告がされていましたが、２０１１年には20秒間に1本となってしまいました。４年に1回行われる糖尿病の足の国際学会ＩＷＧＤＦ（The International Working Group on the Diabetic Foot）のホームページにも載っています。これは糖尿病足病変（Diabetic Foot）と言われる病気の現状です。

では日本での糖尿病患者さんの足の状態はどうでしょうか？　厚生労働省による２００７年の国民健康・栄養調査で糖尿病と診断された８５６人の中で、足壊疽《えそ》がある人は6人（0.7％）でした。その年の同調査で、糖尿病患者さんの推定が890万人なので計算すると6.2万人になります。海外に比べると糖尿病患者さんの足病の発症や切断の発生が低いと報告されていますが、日本での糖尿病患者さんは一般人口と同じように高齢化が進んでおり、必然的に、糖尿病歴が長くなると合併症を持った患者さんが増えてきます。これらを加味して考えると安心できず、生涯歩き続ける事を考えて、早い段階から足の事を知っておく必要があります。

糖尿病足病変とは、「神経障害もしくは・または下《か》肢《し》末梢《まっしょう》動脈《どうみゃく》疾患《しっかん》[注1]を患った糖尿病患者に生じた、足の感染、潰瘍《かいよう》、組織の破壊性病変」と言われています。やや専門的な内容になってきますが、それぞれの成因について詳細を以下に記します。

糖尿病足病変発症の成因　～糖尿病性神経障害とは～

まず、糖尿病性神経障害（DPNs：Diabetic Peripheral Neuropathies）ですが、糖尿病の合併症の1つです。高血糖になると様々な原因（経路）から神経細胞が代謝異常を生じ、神経障害が発生します。神経障害の分類の中でも糖尿病性多発神経障害[注2]

（DPN：Diabetic Poly Neuropathy）というものが医療関係者の中ではよく知られています。これが糖尿病足病変発症の主要な危険因子となります。

　糖尿病足病変の定義の中にもありますが、成因の主要な2つはこの神経障害と次に記す血流障害です。発生頻度は神経性潰瘍《しんけいせいかいよう》が50〜60%、虚血性潰瘍《きょけつせいかいよう》（血流障害のみ）10%、神経・虚血性潰瘍30〜40%と言われています。神経障害を伴っている足の病気がほとんどだとお分かりになるかと思います。

　神経障害分布の範囲は手袋靴下型と言われ、多くが両側性で、上肢と下肢（足）に障害が出現します。また、上肢よりも下肢（足）の方が早い段階から障害を受けます（図1）。この糖尿病性多発神経障害は遠位対称性感覚運動性多発神経障害[注3]と自律神経障害がありま

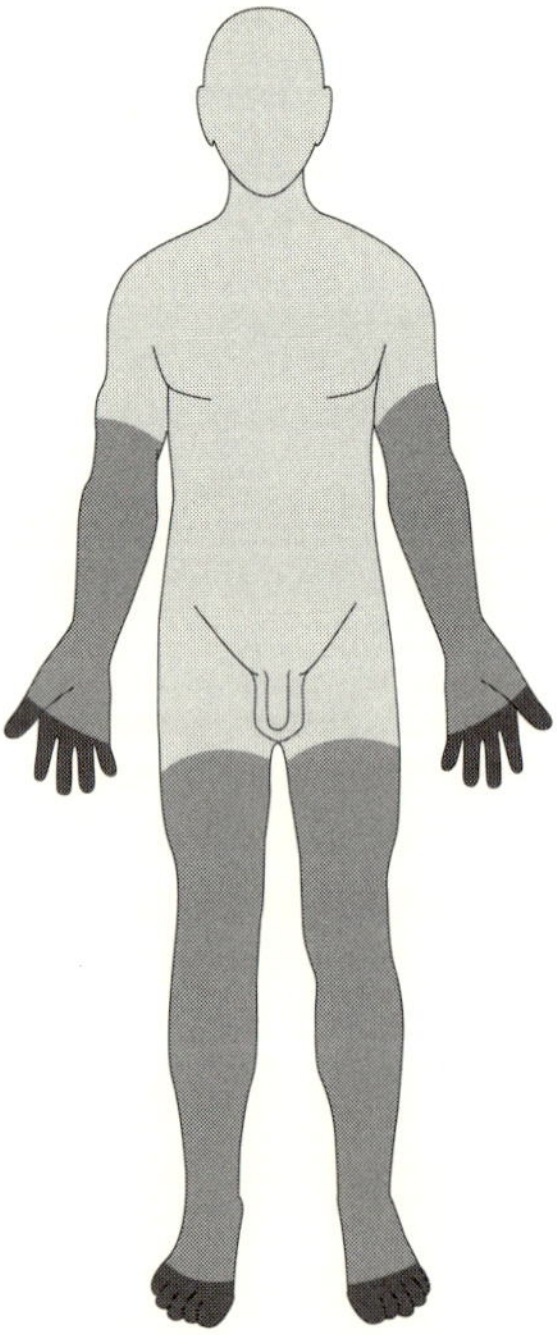

図1　手袋靴下型

す。漢字ばかりでわかりにくいのですが、簡単にいうと、障害を受ける神経は、①感覚神経と②自律神経、③運動神経という事です。では、①〜③のそれぞれが足に出てきた場合の障害を説明いたします。

① 感覚神経

①に障害が出ると、温度と痛みがわからなくなる事が多いです。痛くないので、足に傷ができても気づきません。靴を貫通した釘を踏みつけて原因がわからず、足に感染を起こされた方もいます（写真1）。

また、温度がわからなければ、やけどをしてもわかりません。冬場は足に冷感が出る方は足を温めると思いますが、知らない間にやけど（低温やけど）をしているということは、意外と珍しくありません。

② 自律神経

②に障害が出ると、発汗や皮脂分泌が悪くなり、足が乾燥したり、踵などに亀裂が起こりやすくなります（写真2）。足の乾燥や亀裂は神経障害や糖尿病をお持ちでなくても起

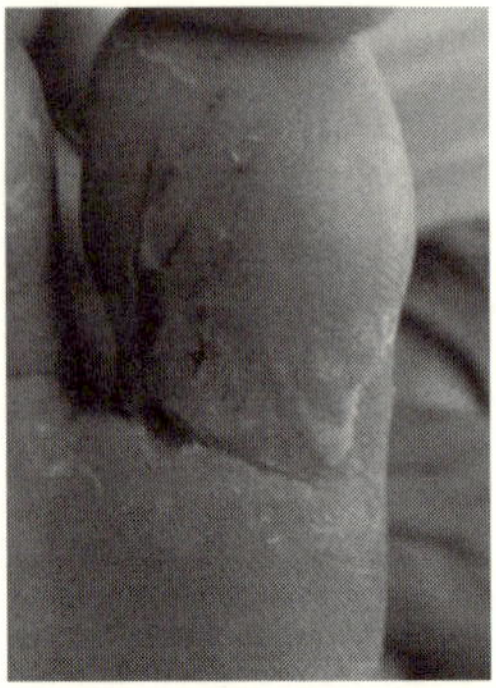

写真1　感覚神経に障害を持っている方の足

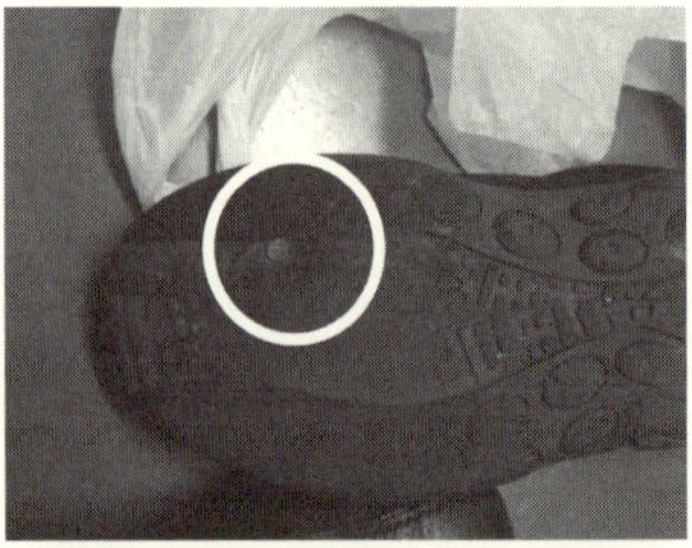

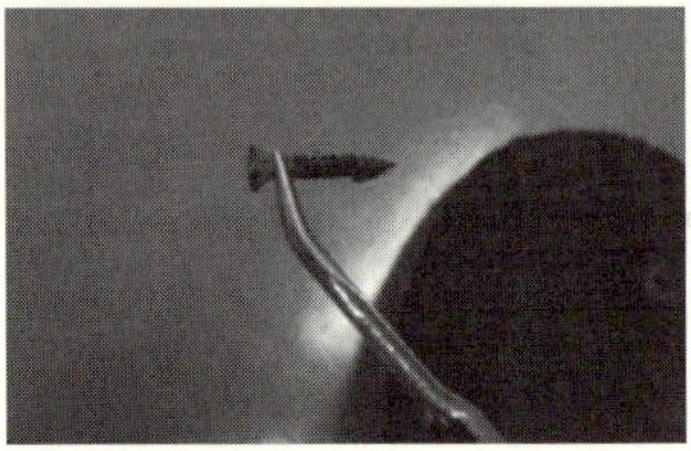

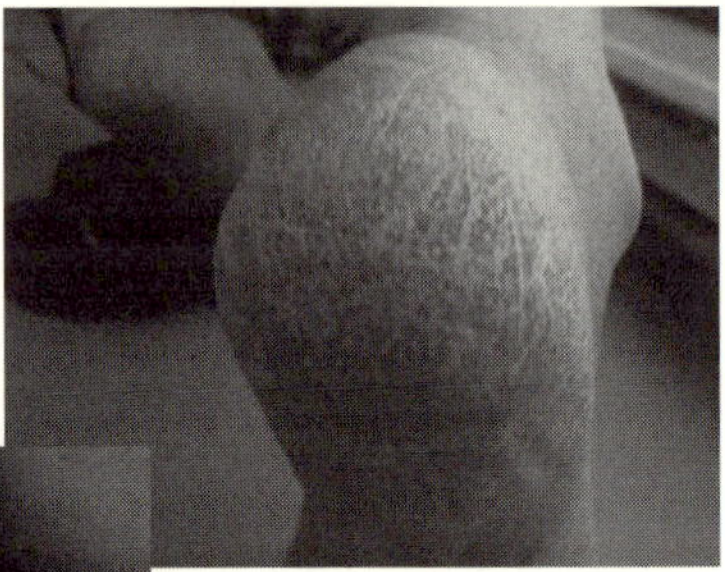

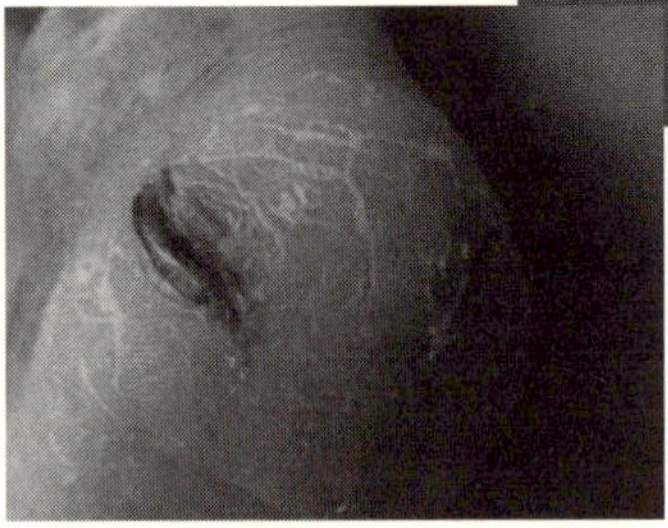

写真2　自律神経に障害を持っている方の足

こると思います。皮膚の変化は身体の外からのバリア機能の破綻になりますので、そこから感染を生じやすい状態になります。

また、自律神経障害のせいで足部の小さな動脈と静脈がつながっている箇所の血流が増加する事があります（動静脈シャント）[注4]。これが生じてしまうと、深部の骨の血流が変化するので、骨の代謝異常が起こり、シャルコー足というわずかな外傷などをきっかけに、足の脱臼・病的骨折が生じます。この病態は非常に稀ではありますが、骨折や脱臼のために、重度の足の変形を引き起こします。

③ 運動神経

次に③に障害が出ると、骨間筋という足の間にある小さな筋肉に萎縮が起こり、足の変形をきたします（図

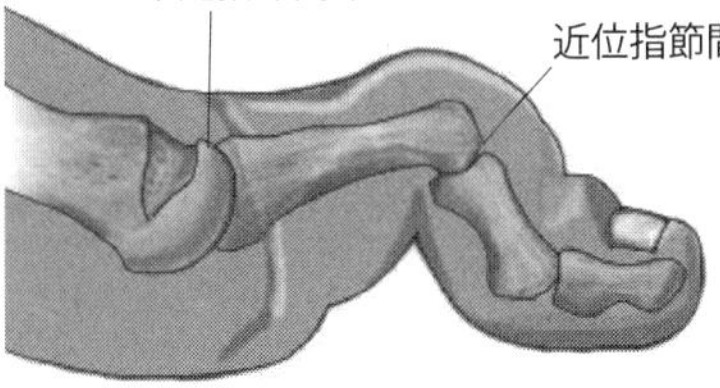

図2　ハンマートゥ変形

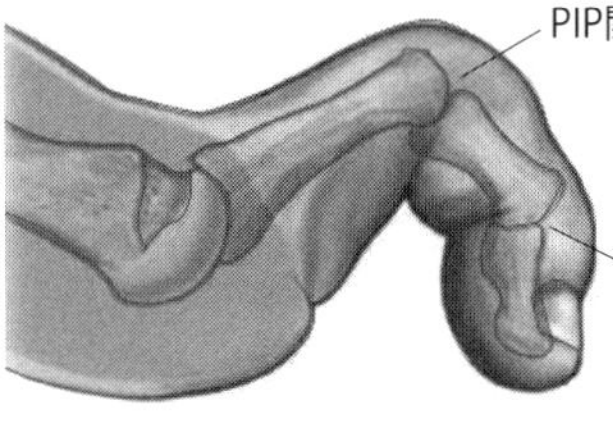

図3　クロートゥ変形

2・3)。ファンサインといって足の指の間を開けないなどの問題も生じます。

この足の変形は、足をずっと踏ん張り続ける方や脳梗塞《のうこうそく》を生じた方、関節リウマチなどで変形した方など、糖尿病の方でなくても生じる事があります。

以上の①〜③の神経が障害を受けた場合、足へ影響を及ぼします。

では、症状はどうなっているのでしょうか？　先ほど図1に示したように、手袋靴下型に障害がでると説明しましたが、実は神経障害ありと診断されている患者さんのうち、約20％は自覚症状がないと日本の調査で分かっています。自分の足の感覚がなくなったと自覚するのは難しそうです。

つまり、知らないうちに神経障害が進み、痛みなどの感覚がなくなり、傷が出来てもわからない。その傷から感染症などを起こして、気付いた時には足の切断に至ってしまう。そのような経過をたどる患者さんが非常に多い事を診療を通して実感いたします。

糖尿病足病変発症の成因　〜血流障害とは〜

糖尿病足病変の成因のもう1つは血流障害です。以前これらは閉塞性動脈硬化症《へいそくせいどうみゃくこうかしょう》とい

20 秒間に 1 本の足が切断されているという事実

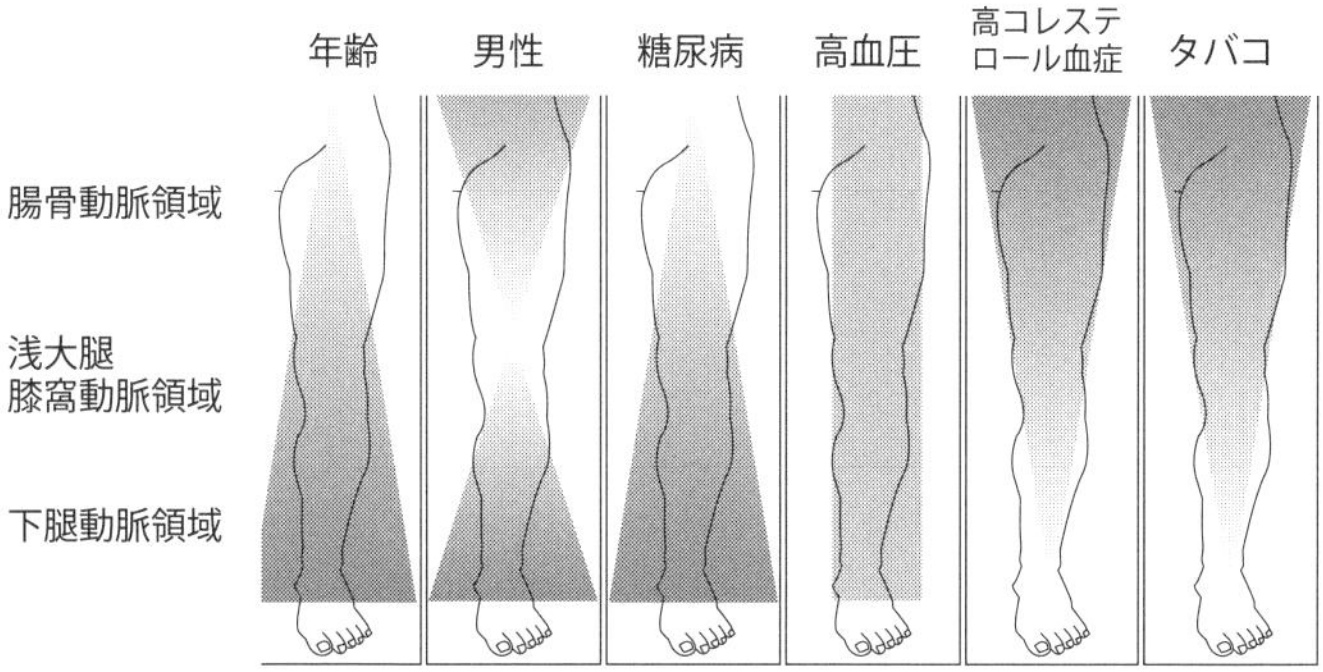

図４　各動脈硬化の要因と狭窄部位の違い
（European Journal of Vascular and Endovascular Surgery Volume 31, Issue 1 2006 59－63 参照）

う病名でしたが、現在では末梢動脈疾患（ＰＡＤ：Peripheral Artery Disease）と呼ばれています。医療関係者以外の方々にもわかりやすいように、以下ではＰＡＤの事を便宜上、血流障害として説明いたします。また、この下肢の血流障害は糖尿病患者さんだけに生じるわけではありません。糖尿病でなくとも喫煙、脂質異常（高コレステロール血症）、高血圧、腎障害などの動脈硬化が進行する病気をお持ちの方でも生じます。

疾患ごとに動脈硬化の生じやすい部分が、足の中でも異なることが報告されています（図４）。上図の濃い部分が病変より多く出る部位になります。

糖尿病患者さんは左から３番目になりますが、膝より下に血流障害が出る事が多いとされています。しかし、糖尿病患者さんは高血圧や脂質異常（高コレステロール血症）を合併していることも多いので、必ずしも膝より下に動脈硬化ができるというわけではありません。また、動脈硬化の多くは糖尿病、喫煙、脂質異常（高コレステロール血症）、高血圧、腎障害が危険因子となり、危険因子を保有している方が数年かけて慢性的に生じる事が多いのですが、血流障害には急に発症するものもあります。それには塞栓症といって、血液の塊が末梢の血管を塞いでしまうものがあります。病名で言うとコレステロール塞栓や血栓塞栓症などがあります。

さて、足の血流障害の話をしていますが、実はこの血流障害のある方は足の切断よりも危険なことがあります。それは、命です。実は下肢の血流障害を持っている方は全身の動脈硬化が進んでいるため、何らかの脳血管障害（脳梗塞）、冠動脈疾患《かんどうみゃくしっかん》（狭心症《きょうしんしょう》・心筋梗塞《しんきんこうそく》[注5]）を生じる患者さんが5年間で50％いると報告されています。

図5を見てください。血流障害を持っている糖尿病患者さんで、5年経って症状が進行している方は27％です。その27％の中の更に4％の方だけが、足の切断に至っています。

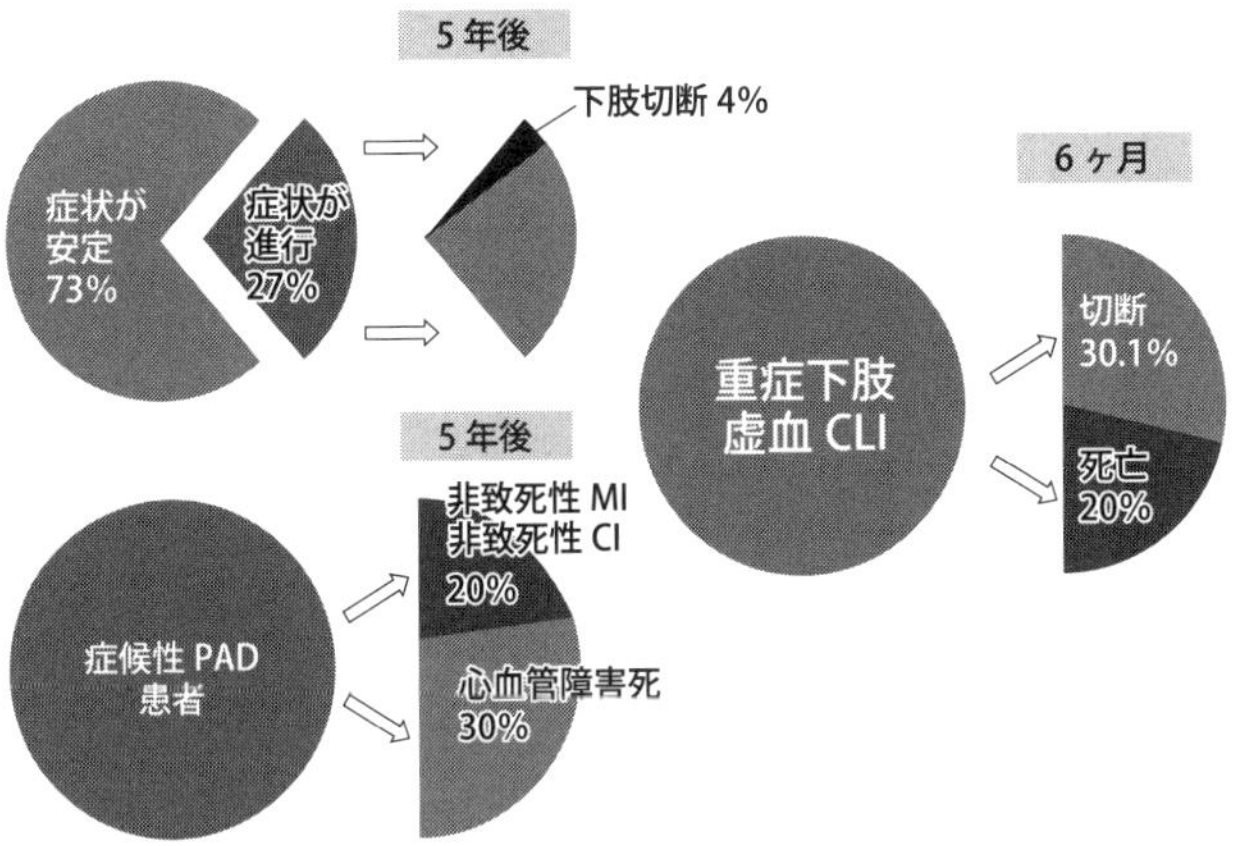

図5　末梢動脈疾患（PAD）患者の予後（糖尿病合併症候性 PAD の経過）

しかし、足に血流障害の症状がある患者さんの半分の中で、５年後に30％の方が心臓・脳血管などの病気で死亡し、20％の方が死には至らないまでも、何らかの心臓・脳血管などの病気を発症している事が指摘されています。また、血流障害のうち安静時の痛み・潰瘍《かいよう》・壊疽《えそ》を生じている病態の事を重症下肢虚血《じゅうしょうかしきょけつ》[注6]（ＣＬＩ：Critical Limb Ischemia）というのですが、この範疇になると6ヶ月で半分の方が何らかの病気を生じ、切断や死亡が多くなると言われております。

つまり、足の血流障害を認める場合は、必ず、他の脳血管や心血管の病気を調べる必要があることを示唆しております。

では、その血流障害の症状ですが、最も特徴

Ⅰ	無症状・冷感・しびれ
Ⅱ	間歇性跛行《かんけつせいはこう》
Ⅲ	安静時疼痛
Ⅳ	潰瘍や壊疽

表1　フォンテイン分類…閉塞性動脈硬化症の重症度の分類法

的なのは間歇性跛行《かんけつせいはこう》と言われるものです。これは歩いていると、ふくらはぎなどが痛くなり、立ち止まって、しばらくすると症状が良くなる為に再度歩く。そうするとまた痛くなるといった症状です。原因として、下肢の血流だけでなく、脊柱《せきちゅう》管狭窄症《かんきょうさくしょう》[注7]という病気の場合もあるので、そのような症状が出る場合は、診察と検査をお勧めします。

また、その間歇性跛行は表1のフォンテイン分類のⅡ度に相当するのですが、必ずしもその症状が出るとは限りません。当然もともと歩けない方（自立歩行不可能な方）は出ませんし、糖尿病や透析患者さんでは症状が少ないと言われています。つまり、血流は悪くても症状がなく、たまたま傷ができて血流が悪いので治らず、そこから壊死《えし》が進んでいくという方もいらっしゃいます。

まとめ

まずは衝撃的な糖尿病足病変の現状について記載させていただきました。

何よりもお伝えしたい事として、糖尿病の患者さんは、最低でも年に1回は足の診察を受けてください。それは知らないうちに、糖尿病性神経障害と足の血流障害が進んでしまっていることがあるからです。そして、そのような状態の足に様々な誘因（靴ずれ、水虫、タコ（胼胝《べんち》）、ウオノメ（鶏眼《けいがん》））が原因で糖尿病足病変は発症します。

糖尿病の方は、「運動しましょう」とこれまでに言われたことはあると思いますが、運動する前に足のチェックを受けたことはありますか？　実は運動する際には「足をよく観察すること」が推奨されています。自分で足をみて、足の病気になりやすいか、なりにくいかを判断するのは非常に難しいです。是非、足を看てもらってください。

足の病気にはどんなものがあるの？

たけのしたクリニック　院長
竹之下　博正

足の病気は多岐にわたります。その為、実際に足に何かが起こった時に、医療機関に行くべきか、フットケアサロンでよいか。また、医療機関であれば、どこの医療機関に受診したらいいか、医療機関を受診しても何科を受診したらいいか「わからない!!」といった声をよくお聞きします。

実際に足の病気といっても、「足病」の具体的な定義はありません。「糖尿病足病変」には、ＷＨＯから提唱されている定義はありますが、「足病」は範囲が広く、定義することは難しいのではないかと思います。

本稿では医療機関を受診する時に、「何科を受診すればよいか」の参考になればと考え、分けて記載させていただきました。

しかし、足の病気はひとつの科だけでの治療が難しい事も多く、また、同じ科であっても、足の診療をされていないところもあります。

その反面、例えば、爪の病気は主に皮膚科で診られることが多いのですが、整形外科・血管外科・形成外科でも爪の診療を得意としている施設などがあります。つまり、同じ疾患の治療においても、診療科が重なり合っている状態もありますので、医療機関を受診の際には一度連絡をして、診療をしているかどうかの詳細を聞いてください。

最も大切なことは、足に何かが起こった時に相談できる足に詳しい靴屋、セラピスト、看護師・医師などの職種の方を知っておき、相談しやすい状態にしておく事だと思います。

〈代表的な足病〉

胼胝《べんち》・鶏眼《けいがん》

一般的に胼胝《べんち》は「タコ」、鶏眼《けいがん》は「ウオノメ」と呼ばれるものです。これは関節や骨など固い組織がある皮膚の部分に、繰り返す摩擦や圧迫が加わり、それに反応して皮膚の角質が増える状態です。胼胝と鶏眼の違いは、鶏眼のほうが角質の増殖は芯を持ち、芯の先端がとがっているので痛みの原因になります。

足・爪白癬《はくせん》

一般的に「足白癬＝水虫」、「爪白癬＝爪水虫」と言われるものです。白癬菌はカビの一種で、日本では人口の約10％が罹《わずら》っているとも言われています。糖尿病患者さんなどでは、さらに罹患する率が高いと言われています。

陥入爪・巻き爪

陥入爪は爪の角のところ（爪甲側縁先端）や、側面が入り込むことで皮膚を傷つけて、周囲に発赤や腫脹・感染症を発症してしまいます。

巻き爪は爪の先の方が内側に巻いてしまい、皮膚を挟み込むようになったり、皮膚に食い込んで、痛みなどが出る事があります。

蜂窩織炎《ほうかしきえん》

細菌感染が皮膚の下の組織（真皮深層から皮下組織）に生じ、赤く腫れあがり、局所に熱や痛みを伴っている状態です。発熱や悪寒などを伴う事があり、症状が悪化すると壊死性筋膜炎《えしせいきんまくえん》[注8]と呼ばれる状態や敗血症[注9]と呼ばれる状態に進展することもあります（写真1）。

下肢動脈疾患（虚血性潰瘍）

足の動脈が狭窄や閉塞して血流が悪くなった状態です。傷が出来ていなければ、足の冷たさや色が紫色・蒼白になる、歩いた時に足が痛くなるといった症状のみですが、この状態の足に傷を作ってしまうと治りにくくなります。

外反母趾《がいはんぼし》

多くの方がなっていらっしゃると思います。足の親指（母趾《ぼし》）が外側に変位し、母趾の内側部分に靴ずれをきたし易く、母趾の足底部に胼胝（タコ）をきたし易くなります。ひどくなると、母趾の内側などに痛みを伴ったり、腫れる事があります（写真2）。

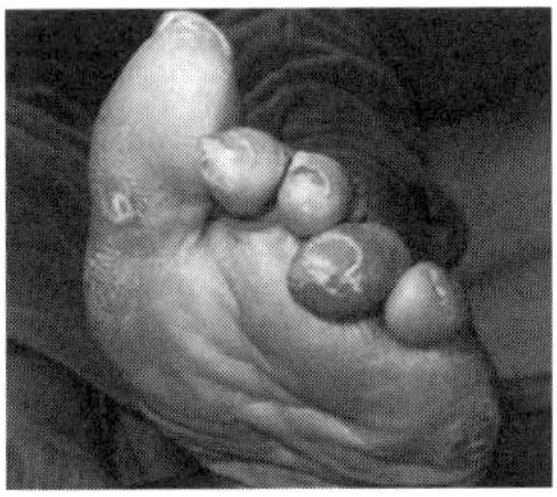
写真１　蜂窩織炎

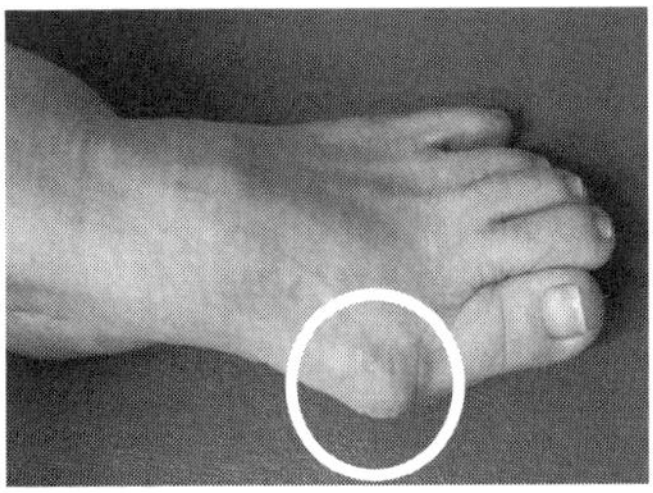
写真２　外反母趾

足底腱膜炎《そくていけんまくえん》

踵のところで少し親指（母趾）より踵の内側の部分に痛みが出る事があります（図１）。運動や歩行の時に出る事が多く、スポーツなどをされている方に多く起こります。

下肢《かし》静脈《じょうみゃく》疾患《しっかん》

静脈瘤《じょうみゃくりゅう》や静脈うっ滞性潰瘍[注10]といった病気があります。静脈瘤（写真３）は女性に多く、長時間の立位、肥満、コルセット（ガードル）の着用などが悪化する原因となる事があります。妊娠や出産を機に生じる事があります。また、エコノミークラス症候群などで指摘されるような、深部静脈血栓症などが原因で生じる事もあります。

以上、代表的な足の病気を簡単に記載しましたが、足の病気は症状（しびれ・冷感・むくみ）で分ける事もありますし、

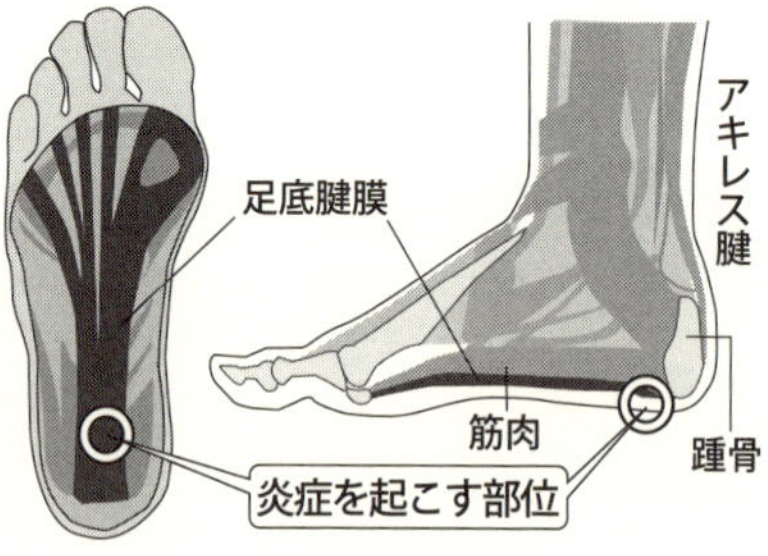

図１　足底腱膜炎

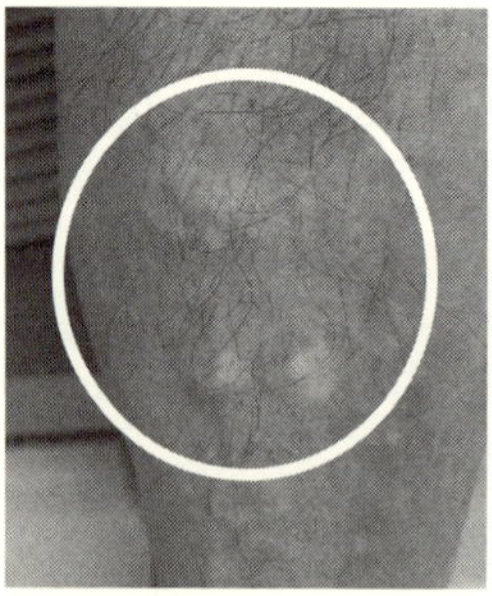
写真　静脈瘤

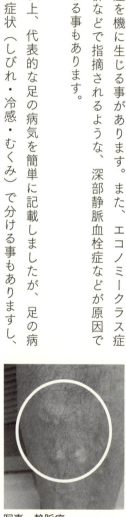

形の問題（扁平足・変形性足関節症）などで分けるなどいろいろです。ただ、その足の状態は何が原因でなっているか、それを診断する事が足の病気を治す近道ではないかと思います。

では、まず最初に誰に相談するべきか？　日本では「歯」のトラブルで内科ではなく、歯医者さんに行きますよね。実は海外には、足病医(Podiatrist)と言われる資格があるので、そこに行けばよいのですが、日本にはありません。日本にも足病医の免許を海外で取得し、日本で活躍されている先生方はいらっしゃいますが、なかなか身近にはいません。

そこで、大まかではありますが、どういった職種がどういった足の状態を扱っているかを以下に書いていますので、参考にしてください。

【セラピストの対象】

皮膚：胼胝（タコ）・鶏眼（ウオノメ）、皮膚の乾燥・亀裂

爪疾患：陥入爪（皮膚に爪が入り込んでいる状態）、巻き爪、爪剥離、肥厚爪《ひこうそう》など

【フットケアを行っている糖尿病内科】
足のしびれ、足の冷感、胼胝（タコ）・鶏眼（ウオノメ）、皮膚の乾燥・亀裂、足潰瘍

【主に神経内科】
足のしびれ、下肢筋力低下

【主に皮膚科疾患】
皮膚：傷、火傷、虫刺され、発赤、湿疹《しっしん》・蕁麻疹《じんましん》、皮膚かゆみ・ただれ、水疱、水虫、胼胝（タコ）・鶏眼（ウオノメ）、皮膚の乾燥・亀裂、潰瘍、蜂窩織炎（感染）、皮膚の腫瘍・癌など
爪（施設により異なります）：陥入爪（皮膚に爪が入り込んでいる状態）、巻き爪、爪剥離、肥厚爪など
膠原病《こうげんびょう》からの血管炎・紫斑《しはん》・潰瘍など

【主に整形外科が対象とする疾患】

股関節・膝関節・足関節の変形性関節症、外反母趾、足底筋膜炎、足の変形、骨折・脱臼

神経疾患：絞扼性神経障害《こうやくせいしんけいしょうがい》[注11]（足根管症候群《そっこんかんしょうこうぐん》[注12]・前足根管症候群・モートン病[注13]）

壊死性筋膜炎・骨髄炎

【主に形成外科が対象とする疾患】

爪・潰瘍（神経性潰瘍・虚血性潰瘍・静脈性潰瘍）、蜂窩織炎・壊死性筋膜炎、骨髄炎

【主に循環器内科医・血管外科医が対象とする疾患】

虚血性潰瘍（末梢動脈疾患）、動脈瘤、下肢静脈瘤、リンパ浮腫

足の異変が引き起こすトラブル

医療法人心信会
池田バスキュラーアクセス・透析・内科
坂　さとみ

見落としがちなサインを放置しておくとどうなる？

普段の生活の中で、足に日々感謝をして過ごしていますか？　足に感謝をしている人は少なくとも、自身の足に何らかのトラブルを抱えていたり、辛く苦しい体験をしたりもしくは、自分の大切な人の足のトラブルで、大変な思いをしたことがあるのではないでしょうか。足があることを当たり前と思っている人は、足に感謝どころか、足に心を傾けたこともないと思います。足があって当たり前で自分は困ってない、トラブルを抱えている人は大変だなと、他人ごとと思っていませんか。

しかし、足を怪我してようやく、その怪我が小さくても痛みを伴って初めてそこに存在を感じます。痛いから普段の生活に不便を感じます。不便を感じるから、もう一方の足でカバーをします。そうすると、また他の所が痛くなる。怪我をして初めて学ぶ足の大切さ、普段の生活のなかでの当たり前は当たり前ではないのです。

足は様々な問題を抱えています

① **爪の問題**…変形、変色、巻き爪、分厚い爪、白濁、爪白癬
② **皮膚の問題**…趾間のジュクジュク、足全体の皮むけ、足の裏が硬い、タコ・ウオノメ
③ **足の構造の問題**…足首が硬い、趾が硬い、趾が浮いている、外反母趾、趾の変形
④ **感覚の問題**…足の痺れ、感覚が鈍い、怪我しても気がつかない
⑤ **血流の問題**…足の趾・足全体に毛がない、足が冷たい、両足の温度差がある、色が黒い、テカテカしている

これらの足の問題は、若くて元気な人なら特に重症化することもありません。しかし、何らかの病気を持っている人は、要注意です。特に、生活習慣病の1つである糖尿病が代表的です。2011年の日本の糖尿病人口は1067万4320人に上り、糖

尿病人口の世界ランキング第6位でした。日本の成人人口は約９５３４万人で、うち約１０６７万人が糖尿病人口なので、糖尿病の有病率は11・20％（ＷＨＯ標準値では7・93％）です。年齢層別に見ると、40～59歳では約３５５万人、60～79歳では約６４８万人と加齢に伴う増加傾向が著しい状態です。

糖尿病の合併症といえば、糖尿病腎症[注14]、糖尿病網膜症[注15]、糖尿病神経障害[注16]が３大合併症として知られています。これらは高血糖により、細い血管が傷つけられることが大きな原因です。しかし、高血糖の影響は細い血管だけではなく、太い血管にも動脈硬化という形で現れます。動脈硬化が心臓の血管におこると狭心症や心筋梗塞、脳の血管におこると脳梗塞、そして足の血管にでれば末梢動脈疾患といった危険な状況を生み出します。

そして、より重症化のリスクが高い人は透析を受けている人です。透析を受けている人の動脈硬化の進行度は、健常者と比較し、10～20歳も進んでいると言われています。中でも、糖尿病から透析に至った人は、更に動脈硬化が進んでいます。では、糖尿病ではない透析患者さんは大丈夫かというと、透析そのものが与える動脈硬化の影響は大きいので、注意する必要があります。

現在、日本では年間約3万8千人が透析導入し、維持透析をしている人は32万人となっています。なぜそのように多くの人が維持透析をされているかというと、糖尿病増加、高齢化に伴う高血圧や動脈硬化が増えているからです。日本の透析医療のレベルは、医療技術、透析機器、患者さんの自己管理、患者さんの平均余命どれをとっても世界一だと思います。

透析導入となったら先は長くないという話ははるか昔の話なのです。しかし、透析年数が長くなればなるほど、動脈硬化は進行し、心臓の血管・脳の血管・足の血管いわゆる大きな血管に問題を起こすことが多くなります。ですから、糖尿病や透析を受けているなど何らかの病気を持っている人は要注意なのです。

それでは、前述した様々な足に関する問題をみていきましょう。足の問題は、身体が出しているサインです。サインを見落とさずに早めにキャッチしましょう。

① 爪の問題

爪は指先を保護するとともに、健康状態を知るバロメーターでもあるのです。爪母《そうぼ》では常に爪母細胞と呼ばれる新しい細胞が作り出されていて、古くなり死滅した爪母細胞がそれぞれ層となって爪上皮から押し出されます。爪母あるいは周囲の細胞に何か問題があると爪が生える際、通常とは違った形で伸びたり、色が変化したりします。感染症やあるいは何か重い病気にかかっていると、身体は爪を伸ばすといった優先度の低い活動を一旦停止し、栄養の流れを切り替えます。高熱が続いた人が1～2ヶ月後に爪に変化が現れることはよくあることです。

日々の生活習慣が原因で起こりやすいトラブルは巻き爪です。爪を短く切り過ぎた後、爪が食い込んで痛みを覚えたことはありませんか。これは、爪を短く切り過ぎてしまったことが原因で、爪を支えることができず、皮膚が盛り上がり、爪の縁が食い込むことで痛みが生じます。そして、自分の足のサイズに合わない小さな靴を履いたり、足先の細い靴を履いた際に爪や指先が常に圧迫された状態になり、爪の巻く力が必要以上に強くなり、巻き爪が発生してしまいます。爪の切り方や履物に気を付ける必要があります。

分厚い爪・爪の白濁の原因として多いのは爪白癬（爪水虫）です。カビの一種である白癬菌が足の皮膚から爪の中に侵入して起こる感染症です。爪甲《そうこう》の下の角質が厚くなったりして、爪甲が濁って見えるようになり、次第に爪も分厚くなってきます。皮膚科などを受診し、顕微鏡で調べて白癬菌を確認して治療する必要があります。

② 皮膚の問題

趾の間のジュクジュク、足全体の皮がむける、足の裏が硬いのは、白癬菌感染の症状の1つです。爪白癬と同様に皮膚科などを受診し顕微鏡で調べて（白癬菌を確認して）治療する必要があります。

また、足の裏が硬い、タコ・ウオノメは、間欠的に圧迫や摩擦を受ける部位に生じる限局性の角質増殖です。タコは、より表層で皮膚の広い範囲が分厚く、硬く変化してきます。ウオノメは、より深在性・限局性で、しばしば痛みを伴います。診断は病変の外観によりますので、皮膚科などで受診・診断してもらう必要があります。治療は用途的に病変を削り取ることで硬さや痛みが楽になります。予防としては、履物を変えることも必要です。

③ 足の構造の問題

足首や趾の関節が硬いと全身のバランスが崩れて、いろいろな障害の原因になります。踵だけでなく、膝や腰、背骨や肩、果ては頭痛にまで影響するのです。

足首は常に柔らかく動いて、クッションの役割を持ち、身体のバランスをとっているのです。糖尿病の患者さんで神経障害がある場合は、足関節の筋肉萎縮・拘縮《こうしゅく》が起こり病的に足首が硬いケースもあります。

また、強剛母趾《きょうごうぼし》[注17]といわれる症状は、親趾の付け根の関節に痛みと腫れが生じ、動く範囲が狭くなったり硬い隆起が触れることもあります。趾が浮いている浮き趾は、足のトラブルのサインです。立っている時に、足趾の下に紙を入れてみて下さい。スーッと入りませんか？　浮き趾は放置すると、趾の筋肉が弱まり、踏ん張れなくなります。その結果、歩きにくくなったり、転びやすくなったりします。趾のじゃんけん運動やタオルをグーッと手繰り寄せるなど、趾を意識して動かしましょう。

足の変形の1つに外反母趾があります。外反母趾で特徴的な症状は、足の母趾（親趾）の先が人差し趾（第2趾）のほうに「くの字」に曲がり、つけ根の関節の内側の突き出したところが痛みます。その突出部が靴に当たって炎症を起こして、ひどくなると靴を履いていなくても痛むようになります。健常な足には縦のアーチだけでなく横のアーチがありますが（P42）、外反母趾ではこれらのアーチが崩れ、扁平足《へんぺいそく》になると中ほどにある母趾の中足骨が扇状に内側に開いて変形した形になります。

④ 感覚の問題（痺れ）

足の痺れにもいろいろな原因があります。片方なら、脳血管障害。両方なら、頚椎《けいつい》や腰椎《ようつい》の椎間板《ついかんばん》ヘルニア。そして、その症状が突然起こったものか、徐々に起こったものかで対処方法が異なります。

また、糖尿病の末梢神経障害で、手足が痺れる、グローブを付けた感覚、砂の上を歩いている感覚などの症状が出るケースもあります。釘を踏んでも痛みがなく感染してから気が付く、骨折していても気が付かず歩き回り、足が腫れたり変形して初めて気が付くということも稀にあります。自己判断せずに医療機関を受診し診断してもらう必要があります。

⑤ 血流の問題

末梢動脈疾患は手や足の血管の動脈硬化により、狭窄や閉塞を起こして、血液の流れが悪くなり、手先や足先へ栄養や酸素を十分に送り届けることができなくなる病気です。手足にさまざまな障害が現れます。

また、少し歩くとふくらはぎが痛くなり、休むと改善し、歩くとまた痛くなるということを繰り返す、間歇性跛行が典型的です。しかし、日々の生活のなかであまり歩くことができない方は、症状の発見が遅れることがあるので注意が必要です。

このような足の問題は、どの症状ひとつとっても、大切なサインなのです。重症化する前に、きちんと対処することが重要です。

これらひとつでは、大きな問題には繋がらないこともありますが、これらが重なるとより重症化することを知っておいて下さい。

爪白癬・足白癬も巻き爪があると、巻き爪でできた傷から白癬菌は容易に侵入します。趾間のジュクジュクがあっても同じです。ジュクジュクした皮膚は弱くもろい為、白癬菌は容易に侵入します。爪白癬は特に、爪自体をボロボロにし、爪周囲から侵入・感染症を発症し、治りにくい状態を引き起こします。

タコ・ウオノメは、同一部位に過剰な体圧がかかることで皮膚が変化する状態です。変形がある足の場合は、足の裏の脂肪層も少なく、タコ・ウオノメの間に黒い点々ができることもあります。これは、骨との間に出血している証です。進行するといわゆる足潰瘍を引き起こします。

血流が低下している足を放置していると、筋肉は萎縮し、歩くことが難しくなります。

また、些細な事がきっかけで、治らない傷へと進行し壊死を引き起こします。さらに痛みも強く、日常生活のなかで常に足を降ろしていないといられない状況を引き起こします。サインを見逃さず、早期に介入することでこれらほとんどの予防が可能です。

《症例》水虫で足を切断⁉ 60歳代男性
「たかが水虫。大丈夫」爪白癬・足白癬あり

日々の仕事が忙しく、時々足のケアをする程度。ある時、爪の周囲が赤く腫れ、膿が出て爪が剥げました。更に、その傷は趾間まで拡大し、足全体まで腫れあがりました。通院中の病院では治療することができず、県外の病院にかかることにしました。白癬菌が原因でいわゆる感染性壊疽を引き起こし、敗血症性ショック状態になり命に危険が及びました。命を守る為、趾の切断を余儀なくされましたが、なんとか大切断は免れました。治療に要した時間は半年間です。治療を振り返りご本人は「たかが水虫と思ったことが悪かった。せっかく助かった命、大切にします」。

今では足の大切さを実感され、自分で足のケアを毎日実施されています。

身体を支える「足」の役割

42

フットケア専門店ａＳｅａ代表
中島　さとみ

日常生活の中で歩いたり、走ったり、階段の昇り降りなどが当たり前の中で「自分の足」をじっくり観察したり、「健康な足で良かった！」などと思う事はありますか？　日常生活に特に支障がない方は、あまり自分の「足」に関心がないと思いますが、本当に自分の足は健康な状態なのでしょうか？

外反母趾や巻き爪、浮腫などがないので自分の足は健康と思っていませんか？　病院やサロンでのケアが必要ないと思っていても、実は「足」が原因で身体の不調が起こっているかもしれません。

人の足には「3点アーチ」があります。この3点アーチが乱れると、様々なトラブルが起こります。

3点アーチの役割の1つが「クッション機能」です。歩いたり、走ったりする事で受ける衝撃を吸収し、身体（内臓や筋肉・関節）などを保護しています。

そして、もう1つの役割が「ポンプ機能」です。心臓から送られてくる血液を、下から上に向かって送り返し血行を促進しています。

この3点アーチは正しい歩き方が出来ていなかったり、合ってない靴を履くこと、姿勢や生活習慣などによりアーチが崩れ、身体に様々な影響が出てきます。また、アーチの崩れは、年齢に関係なくみられる足のトラブルの1つで、「脚」の形にも影響します。

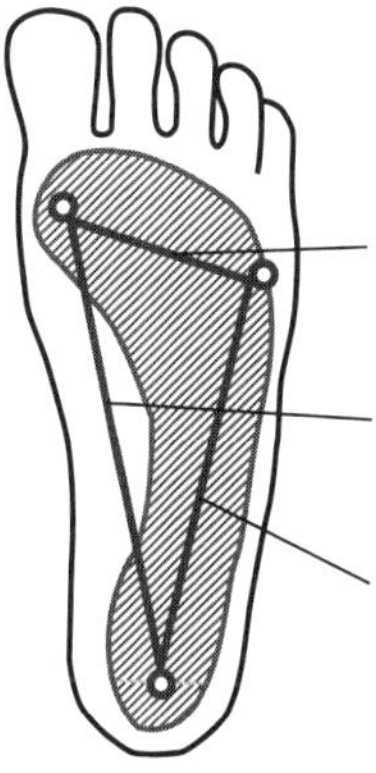

図1　3点アーチ

・横アーチ

親指の付け根から小指の付け根にかけて盛り上がっている『横アーチ』が崩れると、趾全体が横に広がって、指の付け根辺りがペタっとつぶれたような形の「開帳足」になり、本来床と接してない部分などにもタコやウオノメが出来るようになります。横アーチの崩れは、趾先が床についていない方に多くみられます。趾先が床についていないという事は、趾先が全く使えておらず、趾先の力がなく踏ん張りが効かない状態ですので、将来転倒するリスクも高くなります。また横アーチが崩れている方は、ハイヒールを履くと靴の中で足が前滑りしやすくなります。そのため趾のトラブルが多くみられます。

また横アーチが崩れ開帳足になると、外反母趾になりやすいとも言われています。外反母趾だけでなく、小指が親指に向かって曲がっている「内反小趾」や、足趾がハンマーのように曲がった状態になる「ハンマートゥ」[注18]といったトラブルも、横アーチが崩れることが原因だと言われています。また、立っている事が苦手で短時間でも疲れやすくなることも特徴の1つです。

・内側縦アーチ

親指の付け根から踵まで盛り上がっている『内側縦アーチ』が崩れると、「扁平足」と言われる状態になり、クッション機能が低下するため歩行時などの衝撃が大きくなり、足全体が疲れやすくなります。また、後脛骨筋《こうけいこつきん》という土踏まずを持ち上げている筋肉の働きが低下しているため、血液循環が悪くなり、リンパの流れも悪くなるのでふくらはぎがむくみやすくなったり、冷えなどの症状が起こりやすくなります。

立っている時に踵の骨が内側に倒れて外側に向いて、土踏まずがない状態を「外反扁平足」と言い、内側縦アーチが崩れている方に多くみられます。「外反扁平足」の状態は足裏のクッション機能が低下しているので、足裏に受ける衝撃を吸収することが出来ず、膝や腰に負担がかかります。

・外側縦アーチ

小指の付け根から踵までの盛り上がっている『外側縦アーチ』が崩れると、足の外側、特に小指の付け根辺りに重心が乗り、正しく歩くことが出来なくなります。また、小指の付け根辺りに重心が集中することで、タコやウオノメも出来やすくなります。股関節や骨盤にも負担がかかりO脚になったり、骨盤が歪むことで猫背になりやすくなり、腰にも負担がかかってしまい、腰痛の原因にもなりかねません。また、骨盤が歪むと内臓が下がってくるので、便秘や生理痛などの原因になるかもしれません。太ももやふくらはぎ、膝の横の骨も外側に出っ張ってきているのが特徴としてあります。

アーチが崩れてくると、踵も潰れてきて、後ろから見るとベタッと潰れているのが分かり、踵の骨が内側、又は外側に倒れてしまいます。そうすると、踵骨の上にある腓骨や脛骨も同じく倒れてしまいます。それによりO脚やX脚、XO脚などにもなってしまうこともあります。

またアーチの崩れは、「外反母趾」や「タコ・ウオノメ」などのトラブルだけでなく、身体全体に影響が出てくる可能性があります。身体のバランスが悪くなるので、正しい姿勢や歩行が出来ない状態になり、膝や腰痛の原因だけでなく、肩こりや首こりの要因にもなることがあります。

自分の足で元気に生活するためには、「爪」も大切です。皆さん「爪の役割」はご存じでしょうか？　「爪の役割」について考えたことがない方が大半かと思います。「爪」にもちゃんと役割があります。

・手と足のそれぞれの指先の保護
・骨の代役

指先の骨は先端まではなく、爪の中央部の途中までしか骨がありません。骨のない部分はすべて爪が力を支えています。足の爪は身体を支え、安定させる役割があります。基本姿勢・立つ・歩くという基本動作の要、力のバランスをとる役割をしています。

爪のトラブルには、「爪白癬」や靴などの圧迫が原因となり爪が肥厚して分厚くなったりする「肥厚爪」、「爪甲鉤彎症」[注19]などが挙げられます。これらの症状は、靴を履いて歩く際に痛かったり、布団の重みでさえ痛みが出たり、靴下や布団が引っかかって痛みが出る場合もあります。そうなると、歩くなどの日常生活だけでなく、睡眠の妨げになることもありますし、指先に力を入れると痛みが出るので踏ん張りもきかなくなります。歩く時も痛みがあるので、かばって歩くようになり、変な癖のある歩き方やバランスの悪い歩き方、立ち方になってしまい、姿勢が悪くなり膝や腰にも負担がかかってしまいます。姿勢の悪い立ち方で肩が上がってしまっている場合は、肩に力が入っているため肩こりの原因にもなってしまいます。

爪や足にトラブルがあると下肢機能は低下してしまいます。健康な足を保つためにはストレッチや運動はもちろん大切ですが、身体の土台である「足」が健康な状態であれば、パフォーマンス力もあがってくるのではないのでしょうか。同じ転倒予防の運動をするのであれば、「足」の機能も一緒に鍛えるとより効果的だと思います。せっかく運動をしても、

「足」の状態が健康でなければうまく力が入らなかったり、バランスが悪く自分が気づかないうちに膝や腰などに負担をかけているかもしれません。

足のアーチや爪の状態が整っていると自然と正しい歩き方が出来てきます。自分で意識して歩くことも悪いことではありませんが、足のアーチに乱れがあったり、爪の状態が悪く切り方などが間違っていると、正しいバランスをとることが難しい状態なので、無意識にどこかに負担をかけ身体を痛めてしまう可能性があります。まずは「グー・パー」（グーの形を最低3秒、パーの形を最低3秒）のストレッチや、タオルのつまみ上げ（タオルは必ず5本の指でしっかり掴んでつまみ上げる）など、毎日5回位でもいいので自分が続けられる範囲で行ってみて下さい。

※外反母趾などを持っている方は必ず医師に相談のうえ、ストレッチを行って下さい。

私たちは日常生活において、足にかかる負担が大きい状況の中で日々生活をしています。しかも交通機関なども便利になり、「歩く」より「座っている」ことが多くなり、足の筋肉を使っていない状態で生活しています。すなわち、足にいい状態では決してないということです。「老いは足から」といいますが、「健康な足」というのは「健康な身体」を作る元でもあります。自分の身体を守るためにも「足」と向き合い、「足」をケアすることはとても大事な事です。

「足」は身体の土台です。その土台に歪みなどが生じてしまったら、前述したように足の上にある「身体」にも影響が出てきてしまいます。「歩く」「立つ」「起き上がる」などの動作は、「足」が健康だからこそ出来ることです。年齢に関係なく、一生自分の足で歩くため、楽しく日々の生活を送るためにも自分の身体を支えてくれている「足」とじっくりと向き合い、トラブル予防のためのケアやストレッチを日々続け、足に携わる方々と一緒に「足」を守って頂けたら幸いです。

生涯歩行のすすめ

有園義肢株式会社　代表取締役
義肢装具士　有薗　泰弘

なぜ生涯歩行か

世界有数の長寿国といわれている日本ですが、長寿が幸せの絶対条件で無いことを私達は様々な経験・情報から認識しています。これからは単なる「寿命」ではなく、いかに「健康寿命」を延ばすか、だれもが考えるところでしょう。

平成28年において男性8・84歳、女性12・35歳[※1]というあるデータがあります。これは「寿命」と「健康寿命」の差です（厚生労働省「第11回健康日本21（第二次）推進専門委員会資料」平成30年3月開催）。

※1男性：80・98歳（平均寿命）－72・14歳（平均的な健康寿命）
女性：87・14歳（平均寿命）－74・79歳（平均的な健康寿命）

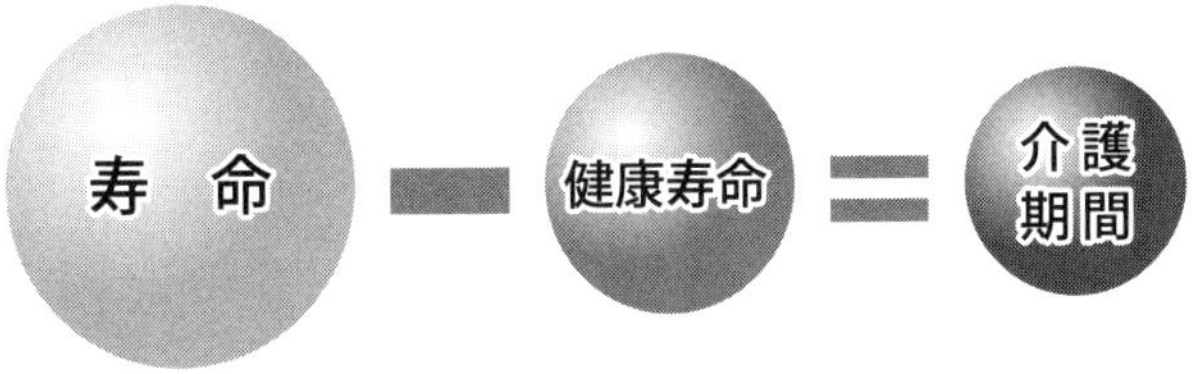

図１　介護期間

この差がいわゆる「介護期間」というものです（図１）。介護は「される側」はもちろん、「する側」にも肉体的、精神的負担を与えます。そのため、この差を可能な限り０歳に近づける必要があるのです。

健康寿命は厚労省によって、「健康上の問題で日常生活が制限されること無く生活できる期間」と定義付けられています。

日常生活動作は「基本的日常生活動作」と「手段的日常生活動作」に分類できます。前者は「起居動作（寝起き、立ち座り）・移乗（ベッド↓車椅子↓便座間の移動）・移動・食事・更衣・排泄・入浴・整容」を指し、後者は「家事全般（掃除、洗濯、炊事、買い物）・交通機関の利用・コミュニケーション・スケジュール調整・服薬管理・金銭管理・趣味」などの複雑な日常生活動作のことを指します。

この内、歩行に関連することは「起居動作・移乗・移動・入浴・家事全般・交通機関の利用」といったところでしょう。つまり、歩行が出来ないということは、多くの日常生活動作が制限されることとなります。そのため、健康寿命を延ばし、介護期間を縮めるためには「生涯歩行」というものが必要不可欠となるのです。

「フレイル」「ロコモティブシンドローム」「サルコペニア」

「健康寿命」を語る際にしばしば耳にする言葉に、「フレイル」「ロコモティブシンドローム」「サルコペニア」があります。これらは最近テレビ、雑誌、ネット等でよく出てくるので聞いたことがある方も多いと思います。

「フレイル」とは、年齢による衰え全般のことで、3種類のフレイルがあるとされています。「身体的フレイル」「社会的フレイル」「精神的フレイル」です。このことからフレイルは身体的なものだけではないことがわかります。歩行能力に関して言えば、「身体的フレイル」が関わるのはもちろん、歩行意欲に関しては「社会的フレイル」や「精神的フレイル」も大いに関連するところでしょう。

歩行能力に直接関連する「身体的フレイル」の中には、ロコモティブシンドローム、慢性疾患、老年症候群があり、中でも「ロコモティブシンドローム」は最も大きな要素となります。ロコモティブは機関車、移動という意味がありますが、医学的には関節、筋、骨

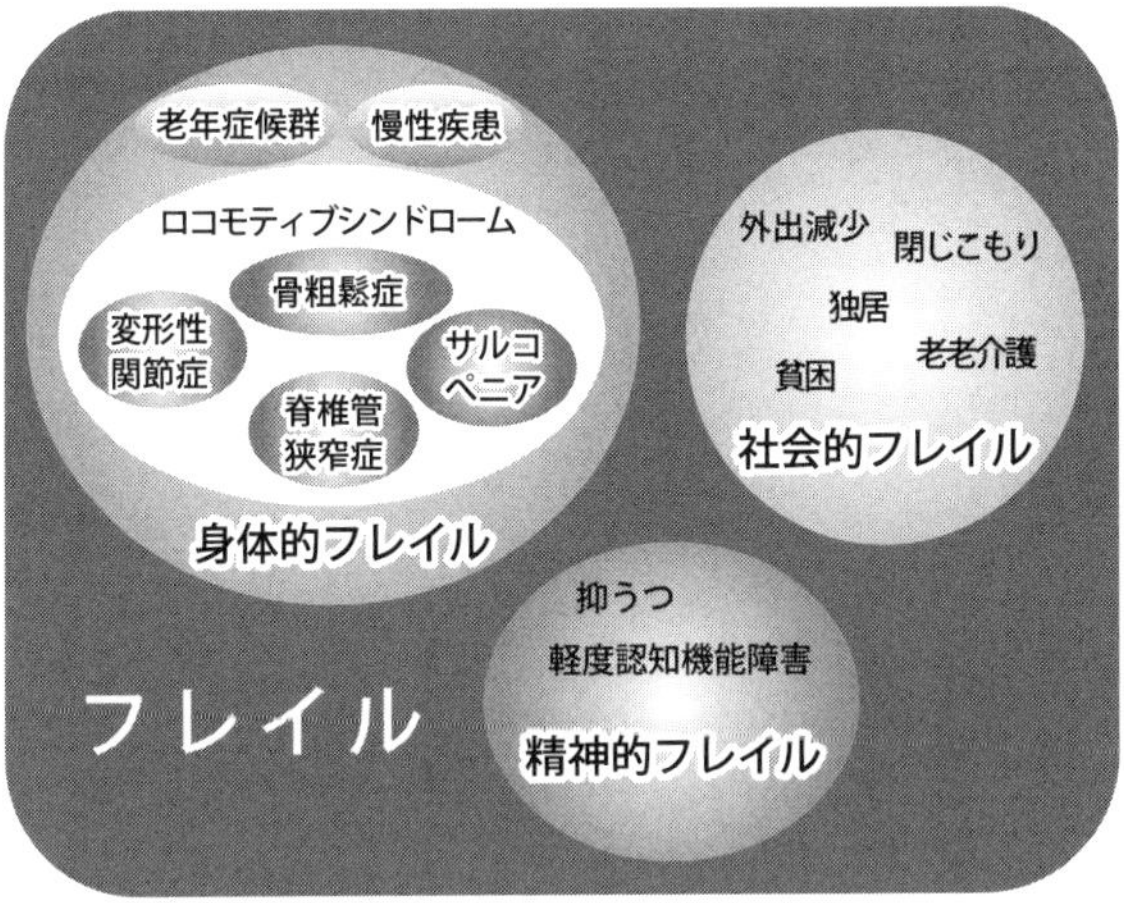

図2　フレイルについて

格などの「運動器」のことを指します。つまり、ロコモティブシンドロームは運動器症候群と訳すことができ、これに陥ると運動能力が阻害され、歩行困難な状態となるのです。

「ロコモティブシンドローム」は、サルコペニア、変形性関節症[注20]、骨粗鬆症[注21]、脊柱管狭窄症といった一連の症候のことです。このうち「サルコペニア」は、加齢や疾患による筋肉量の減少のことで、歩行能力の維持のためには、この筋肉量の減少を最小限に抑えなければなりません。筋肉量の減少に歯止めをかけるのが、適切な運動とバランスの良い食事ということになります。

「フレイル」「ロコモティブシンドローム」「サルコペニア」の関係性は図2のようになります。

健康寿命を延ばすことはフレイルを予防することであり、特に歩行能力と相関性の高いロコモティブシンドロームに陥らないことが重要となります。

歩行が出来なくなる原因

それでは私達はいかにして歩行ができなくなるのか具体的に見ていきましょう。

私自身は義肢装具士として仕事をする中で歩行が出来ない、もしくは困難な方にしばしばお会いします。医療機関で仕事をしているということもありますが、これは決して他人事ではないと感じるのです。

そのような歩行を困難にしている主な原因は、膝・腰の痛み、足の麻痺、足の切断等です。順に足が「痛い」↓「動かない」↓「無い」ということです。

これらは持って生まれたもの、加齢、不慮の事故等の致し方ない場合もありますが、予防が可能な生活習慣に依るところも大きいのです。その１つが歩行習慣です。

歩行習慣の大切さを膝の痛みを例にご紹介します。

歩行習慣がない（少ない）ことは、筋肉の衰えを促進させます。特に歩行に大きな役割

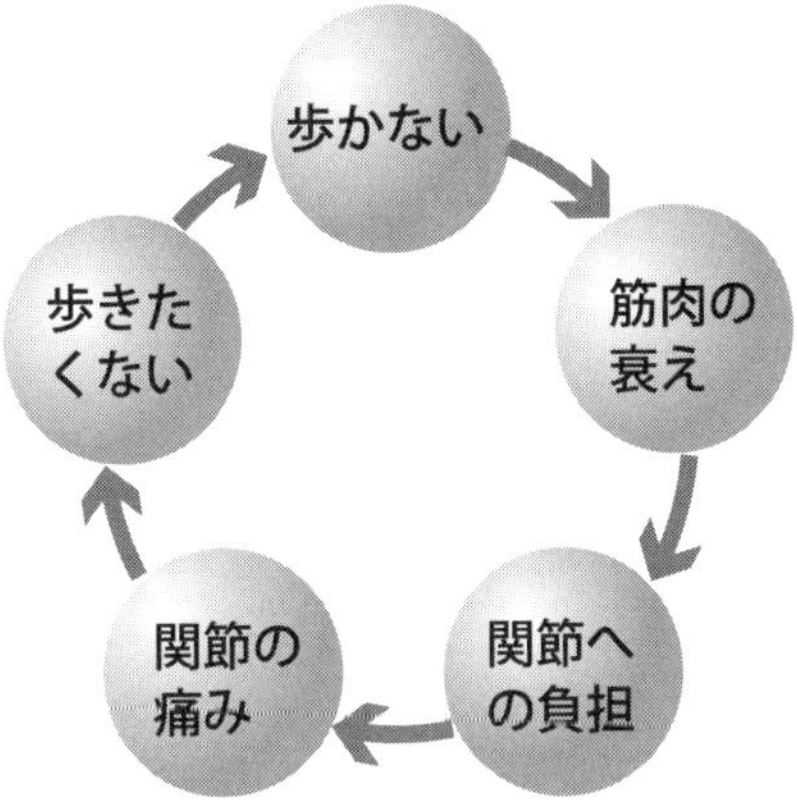

図3　歩行の負の連鎖

を果たす、人体内最大・最強の筋肉である大腿《だいたい》四《し》頭筋《とうきん》（太ももの筋肉）を衰えさせ、この筋肉が守っている膝関節に負担を与えます。これにより関節内の軟骨（クッションにあたるもの）がすり減り、変形性膝関節症に罹患するのです。この病気は程度にもよりますが、膝に激しい痛みを伴います。膝に痛みがあると、当然歩きたくなくなる。それにより筋力が衰え、膝関節に負担が加わる。この負の連鎖が歩行を困難にしていきます（図3）。

これは整形外科（筋肉や骨、関節が専門の科）的な病気ですが、同様に脳や心臓、血管や血液に関連する病気（糖尿病）など、他科の領域でも歩行を阻害する負の連鎖を引き起こします。

このように負の連鎖により歩行が困難になるメカニズムを知ることも、生活習慣を変えるきっかけになると考えます。

負の連鎖を断ち切る

膝に痛みのある方の負の連鎖を断ち切るためには、まずその痛みを取り除かなければなりません。そのためには医療機関での治療はもちろん、適切なアドバイスによる軽度な運動から始めることが重要です。つまり、痛みが軽減したそばから無理に意識的な歩行運動などを始めるのでなく、膝に負担を与えない運動、例えば、椅子に座った状態での膝の曲げ伸ばし運動や、プール内歩行などから始めると良いでしょう。

歩行運動を開始する際も、平坦で段差や傾斜のないところから始めるのが良いとされています。また道具が必要になりますが、ノルディック・ウォーク（写真1）という両手で杖をついて歩く運動も、膝に負担を与えにくいと最近注目を集めています。

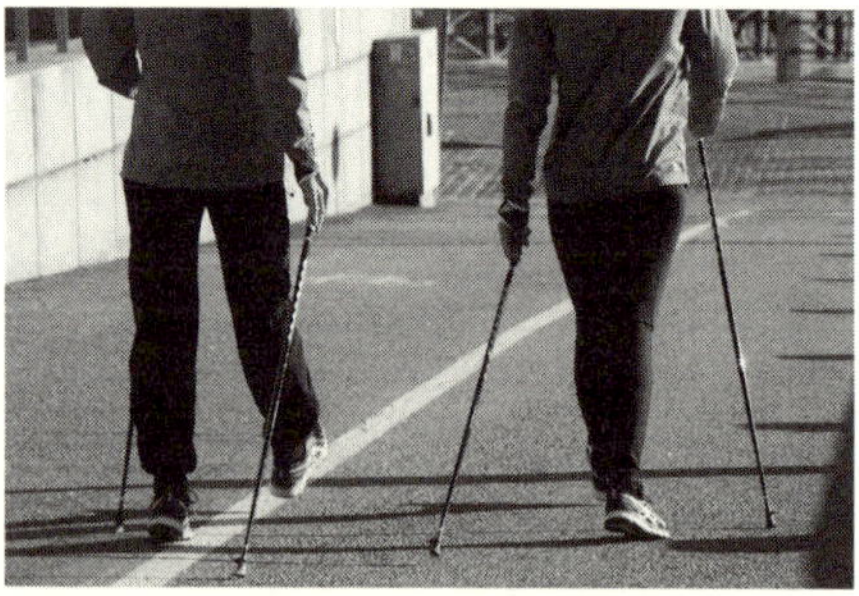

写真１　ノルディック・ウォーク

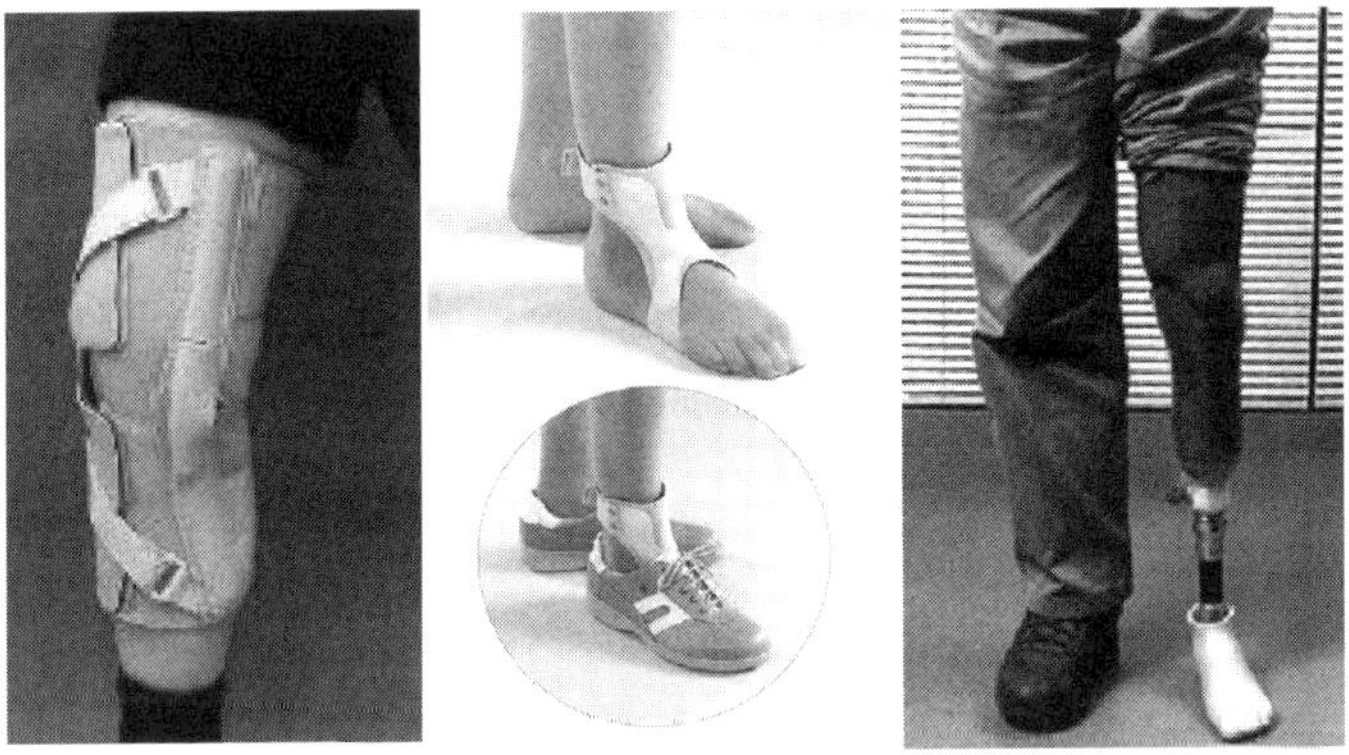

写真２　左より、膝装具、麻痺用装具、義足

私達義肢装具士も、歩行を阻害する負の連鎖を止めるために、身体に装着するものを作成するという手法で歩行の手助けをしています。

つまり、痛みのある膝に対しては、痛みの出ないよう膝関節を補正する装具を作る、麻痺があり動かない（動きにくい）足に対しては、関節を保持する装具を作る、切断した足に対しては、断端（切断箇所）に体重をかけ歩行できるような足（義足）を作るということです（写真２）。これらとリハビリテーションの組み合わせにより、かなりの割合で歩行の可能性が出てきます。

義肢装具を作成するのは歩行を補助する手段の一例ですが、これ以外にも医療現場や介護施設では患者、障害者、高齢者に関わらず、歩行していただくためにリハビリテーションを始めとする様々な取り組みが行われています。

あとは、ご自身の「歩きたい」という意欲が必要です。

私達のＮＰＯの取り組み

ＮＰＯ法人「足もと健康サポートねっと」では、市民公開講座やウォーキングイベント、機関紙を通じて足や歩行に関する啓発活動を行っています。

また、足のことでお困りの方向けの医療機関、シューズショップ、フットケアサロンの紹介なども行っています。

この活動を通じて、多くの足に関することでお困りの方と接することができ、解決できた、またそのきっかけ作りができたと感じることが多々あります。

このように皆さんの「歩きたい」を、スタッフ一同末永く応援させていただきます。

義肢装具士として仕事をする中で、高齢者と接する機会は以前にまして増えてきました。

そういった方々とお会いする中で、私自身が元気をいただくことがあります。それは元気な高齢者の方々と接したときです。みなさん自立歩行をされ、元気で明るい表情をしており、そして自分のことは自分でする。この当たり前のことができるということに幸せを感じない人はいないはずです。

生涯にわたって歩行し、健康寿命を延ばす。それはこの上ない喜びなのです。

第2章

足もとセルフチェック

医学・理学的チェック

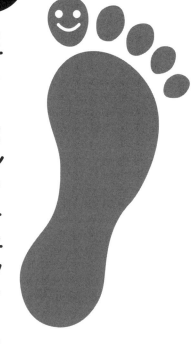

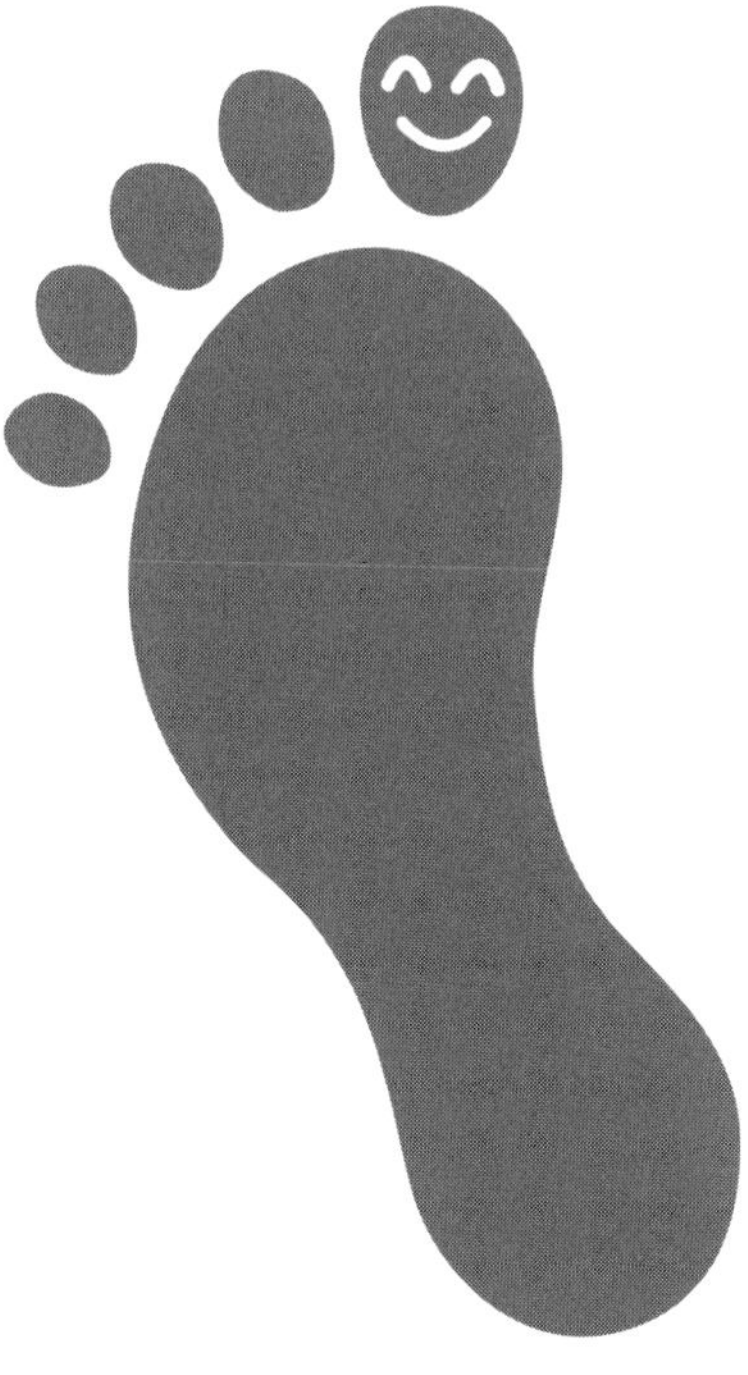

自分の足の状態をチェックしよう！

フットケアサロン　フロムペディ　代表
鶴田　朋子

健康というのはどんな状態？

健康寿命を延ばすために「健康な足でいましょう」と、私達は提唱しています。誰でも「健康で長生きしたい」と思っています。

では、「健康」というのは一体どんな状態をいうのでしょうか。

ＷＨＯ（世界保健機関）は、健康を「病気でないとか、弱っていないということではなく、肉体的にも、精神的にも、そして社会的にも、すべてが満たされた状態にあること」と定義しています。

つまり、健康とは一人ひとりが日常において人間らしく、また自分らしく満足した生活を送り幸福を感じることが出来るかということではないでしょうか。

健康を守るためには

超高齢化社会となった現在、身体や心の老化とともに多くの方が健康に対する不安を抱えています。そうした中で、ただ単に寿命を延ばすことを目標とせず、生活の質（QOL）を向上させ、幸福感をもって生活できるようにすること（健康寿命を延ばすこと）が大切なことだと思います。

時代により、私たちがかかる深刻な病気は変化してきています。近年はがんや心臓病・脳血管障害などの病気が死因の多くを占めています。そして、死には至りませんが、不規則な生活などによって起こりやすい糖尿病や高血圧症など、生活習慣病と言われる病気が増加する傾向にあります。

また、家族を取り巻く環境も大きく変わってきました。昔は、3世代同居というのは珍しいことではなく、家庭内においてお互いを見守るという機能や介護する力がありました。けれども現代は、高齢化が進み、高齢者の一人暮らしや高齢者夫婦のみの世帯が増加しています。そうした中で、自分の身体を誰かが気遣ってくれることは、期待が持てなくなってきています。つまり、自分の健康は自分自身で守っていかなければならないのです。

「健康」と「病気」というのは全く別々のものではなく、生きているという時間の流れの中で連続したものです。ですから、自分自身でちょっとした日常の習慣を見直し、いかに自分の身体に気を配ることができるかということが健康を維持するカギになります。自分の身体の問題のちょっとした兆候を見逃さないことが大切なのです。その中で、身体の土台である足を観察することは健康への第一歩となり、自分の足で立ったり歩いたりできるということは、健康寿命を延ばす基本となります。

足にいつもと違った様子はないでしょうか。傷がついていたり、水ぶくれができていたり、硬くなっている部分はありませんか。もしも、長引く不調や自分では手に負えない傷や異常が見つかったら、きちんと医師に診てもらいましょう。毎日自分の体調に気を配り、まずはしっかり足を観察することから始めましょう。

・足（脚）の皮膚を見てみましょう

まず足全体を覆っている「皮膚」をチェックしてみましょう。何か気になることはありませんか。

よく耳にするのは、肌の表面が白く粉を吹いている、触るとザラザラしている、虫に刺されたわけではないのに痒くなったりするなどの声です。年をとると皮膚に変化が生じてきます。汗や皮脂の分泌が少なくなり、皮膚の持つバリア機能が低下し、乾燥するようになり、痒みも出やすくなってきます。そして、新陳代謝も低下してくるので、皮膚の弾力は弱くなり、薄くなって傷が出来やすく治りにくい状態となります。年齢による変化を年だからと放っておかず、ちょっとしたお手入れをすることが皮膚の健康を保つことになります。

では、どんなお手入れをしていけばよいのでしょうか。

肌の表面には角質層という層があります。角質層は水分を保ち、外からの刺激を防ぐバリア機能をもっています。その角質層の外側を皮脂が膜のように覆い、肌の潤

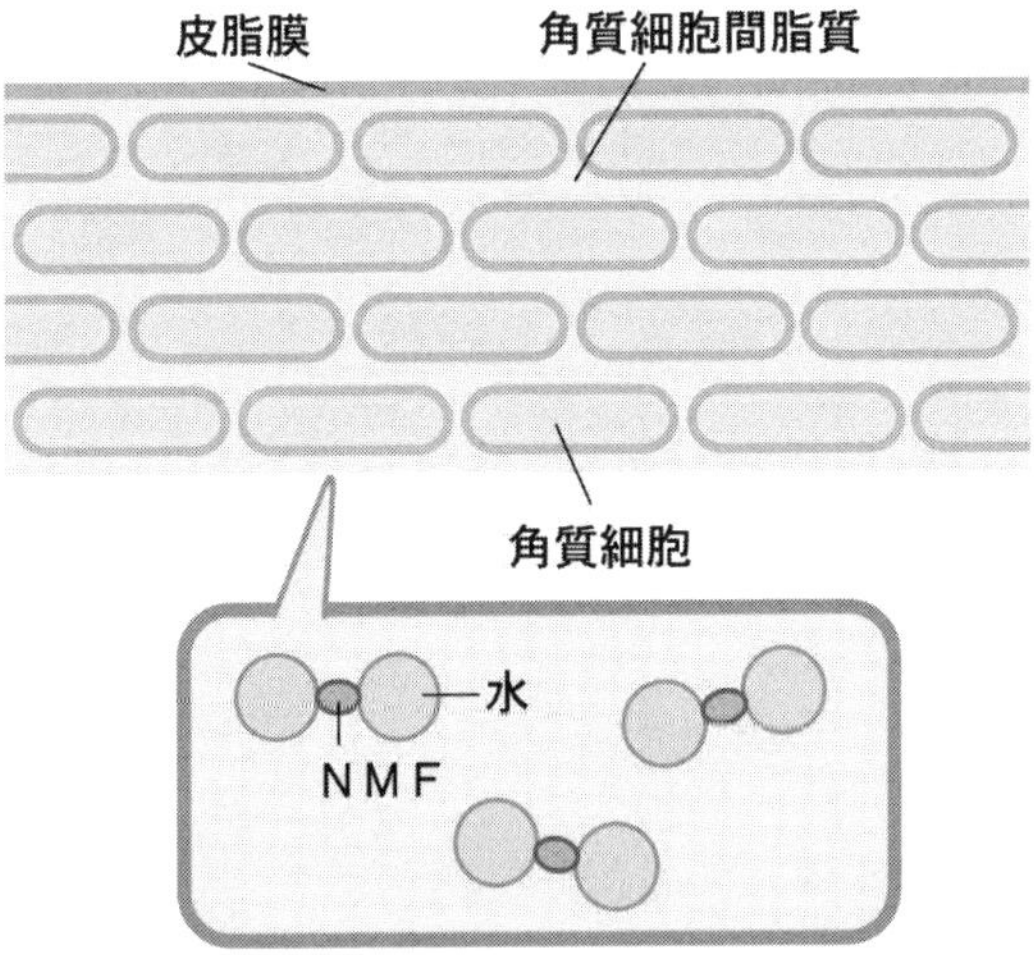

図１　角質層のイメージ

いを保ってくれています。

肌が乾燥するというのは、この角質層の水分量が減り、皮脂の分泌量が低下した状態です。乾燥を放っておくと角質層がはがれ、外から受ける刺激から肌を守れなくなります。その弱った肌に、アレルギーを起こす刺激物質などが入ることで、痒みが発生します。その悪循環を断ち切るのが、毎日の正しいスキンケアです。

健康な肌は、ＮＭＦ（天然保湿因子）、セラミド（角質細胞間脂質）、皮脂という保湿因子がバランスよく保たれた状態です（Ｐ65図1）。

ＮＭＦというのは、もともと角質細胞内にある成分で、角質の水分を守る保湿物質のことです。ですが、ＮＭＦは加齢によって減少してしまうので、外から補ってあげることが必要です。セラミドは水分保持作用が高く、角質細胞間の隙間を埋めて潤いを保ってくれます。そして、皮脂は角質層内の水分を逃がさない働きをしますので、皮脂膜を強化し、水分の蒸発を防ぐことが大切です。

正しいスキンケアは、入浴後のお手入れがキーポイントになります。入浴後は保湿剤を使って足の潤いを保ちましょう。皮膚を擦りすぎないように、伸びのよいクリームなどをお勧めします。ただし、保湿剤のつけすぎは、その油分で足が滑ったり、汚れが付きやすくなることがあるので注意が必要です。

・足の血管をチェックしてみましょう

足の血管が膨らんで浮き上がっている、以前より毛細血管がくっきり見えるようになった、血管がぼこぼこと浮いているように見えるなど、気になるところはありませんか。また、むくんで足がだるい、痒みがある、痛いなどの不調はありませんか。その場合は静脈瘤の可能性があります。では、静脈瘤とはどんな病気でしょうか。

心臓から血液が送り出されるときに通る道が動脈で、静脈は心臓に血液が戻るための道です。足先まで送り届けられた血液は重力に逆らって戻らなければならないので、その流れをスムーズにするために、足の静脈には逆流を防ぐための弁がついています。この弁が何らかの理由で働かなくなると足に血液が停滞するようになり、そして通常の状態以上に血液がたまってしまうと、血管が拡張し、浮き上がって見えてきます。これが静脈瘤といわれるものです。

・よろけたり、つまずいたりしませんか

最近、段差のないようなところでつまずいたり、よろけたりしたことはありませんか。それは、筋肉が衰えてきたということです。足の筋肉が衰えるとバランスをとる力が弱くなり、足が上がらなくなったりします。また、とっさの行動をとるために脳からの指令を伝える神経も同時に衰えてきたということが言えます。

高齢になると骨の密度も低下して弱くなってきます。すると、少しの段差でよろめいて倒れただけなのに、骨折してしまうということが起こります。運動で筋肉の衰えを防ぎましょう。そして、いつも足もとが不安定なら、足に合った靴や杖などの補助具を使うことも考えていきましょう。

・毎日運動をしていますか

一番簡単な運動はウォーキング、つまり「歩く」ことです。「歩く」というのは身体全体を動かす全身運動です。全身を動かすことによって、肥満の原因となる余分なカロリーを消費して肥満を防止し、沢山の筋肉を使うことで大脳へ刺激が与えられ、認知症の防止につながります。

対　象		現状（2017 年）	目標（2022 年度）
20 歳〜 64 歳	男性	7,636 歩	9,000 歩
	女性	6,657 歩	8,500 歩
65 歳以上	男性	5,597 歩	7,000 歩
	女性	4,726 歩	6,000 歩

表１　日常生活における歩行の現状と目標値（国立研究開発法人　医薬基盤・健康・栄養研究所）

では、どれくらい歩くと良いのでしょうか。

国民の健康増進を目標とする国のプロジェクト「健康日本21」では、高齢者は２０２２年度までに、１日の歩行目標を男性６７００歩、女性５９００歩としています（表１）。日常の生活動作でも立ったり歩いたりしているので、その歩数を加えると、意識して歩行という運動をするのは20分程度でよいでしょう。

ところで「歩く」時の筋肉の動きが、実は「心臓の働き」と「便通」に役立っていることを知っていますか。

心臓は全身に血液を送っていますが、身体の中で一番遠くにある足に心臓の力だけで血液を送り込んだり、返したりすることはとても大変なことです。そこで、その力を補ってくれるのが「歩く」という筋肉の動きです。足の筋肉を伸び縮みさせることで、血液の流れがよくなります。つまり、歩くということは心臓のポンプの働きを助ける事に役立っているのです。

もう1つ役に立っているもの、それは「便通」です。歩くことと何の関係があるのだろうと思われるかもしれません。でも実は、歩くときに使う筋肉は足の筋肉だけではないのです。足を持ちあげる働きをしているのは腸腰筋《ちょうようきん》という筋肉で、この筋肉は腸の裏側を通って大腿骨（太ももの骨）についています。この腸腰筋は歩くという動作をするときに、腸の裏側で伸びて細くなったり、縮んで太くなったりします。つまり、歩くということは腸をマッサージしており、便通を促す効果もあるということです。

毎日しっかり歩いて心臓や腸をはじめ、全身の健康を維持するように努めましょう。

・足が冷えるということはありませんか

足全体が冷たく感じる、足先が冷たい、足から身体全体が冷える感じがする、夏冬関係なく足が冷たくて時々痛みやしびれを感じる、足先が冷たすぎて夜も眠れない、感覚がマヒしたように感じる、そのような足の症状はありませんか。

男女を問わず、冷えを感じる人は多いですが、そもそもどうして足は冷えるのでしょうか。

人間の身体は大きく分けて2種類の神経によって動かされています。

1つは、足で歩く、目で見るなど、自分の意志で動く感覚にかかわる「体性神経」。もう1つは、呼吸をすることや消化などの内臓の運動にかかわる、自分の意志では動かすことのできない「自律神経」です。この自律神経の働きの中に「体温を一定に保つために血液の量を変化させる」という機能があります。

夏場は、皮膚から熱を発散させるために血管を広げ、血流を増やし、体温を下げようとします。逆に寒い冬は、血管を縮めて皮膚の表面温度を低く保ち、体中の熱が外に逃げないようにします。このように、冷えが起こる原因は、環境から身体を守ろうとする防御反応なので、ある程度は仕方のないことなのです。

では、身体の中でとりわけ足が冷えやすいのは何故なのでしょうか。

心臓はポンプの働きによって全身に温かい血液を送り届けています。足は人間の身体の部位の中で心臓から一番遠くにあるため、血液を届ける力が弱くなってしまいます。また、末端に行くほど血管は小さくなり、血液が流れにくくなるので温かかった血液も冷めてしまうため、足が冷えるというわけです。

「足が冷える」ということは、深刻な病気が隠れている場合もあるので注意することが大切です。特に糖尿病などの生活習慣病の人は、冷え・むくみ・しびれなどの症状がある場合には医療機関で相談することをお勧めします。

・足にしびれや痛みがありませんか

少し歩くと足がしびれたり、痛むなどして歩けなくなるが、しばらく休むとまた歩けるようになる、そのようなことがありませんか。そんな症状がある場合は、足の動脈硬化が進んでいる可能性があります。

動脈は身体の末端に向かって血液を送り、全身に酸素と栄養を運んでいます。動脈硬化というのは、動脈が途中で狭くなったり、詰まってしまう病気で、末梢の細胞に酸素不足や栄養不足を引き起こします。この動脈硬化が足に起こると末梢動脈疾患[注22]（ＰＡＤ）と呼ばれます。ＰＡＤになると、しびれや痛みが出るようになり、悪化すると潰瘍ができたり、ひどい場合には、壊死することもあります。またＰＡＤは、全身の動脈硬化を伴っている場合も多く、脳梗塞や心筋梗塞になる危険性が高くなります。そして、その危険性は高血圧、高脂血症、糖尿病、喫煙の習慣があると悪化しやすくなります。

・脚のどこかに痛いところはありますか

脚の痛みで一番よく耳にするのは「膝が痛い」という声です。膝が腫れる、歩き始めるときに痛い、正座がしづらい、膝の内側を押すと痛い、和式トイレがつらい、立ち上がるときに痛い、階段の昇り降りのときに痛いなどの声があります。

膝の関節は、立ったり座ったり、歩いたりするなど人間の動作に深くかかわっていて、毎日繰り返し使う大切な部分です。加齢とともに関節のすり減りや変性が生じて痛みの原因になります。

膝が痛まないようにするには、正座や長時間の歩行を避け、体重をコントロールして、運動や立ち仕事など膝に負担の掛かることを減らすことが大切です。同時に筋肉を鍛えることも大切です。関節に掛かる負担を減らすために、関節の周りの筋肉を強化し、筋力をアップさせましょう。また、補助具としての杖の使用もおすすめです。杖をつくことは足の負担を和らげ、転倒防止につながると同時に、周りの人に「身体のどこかに不調がある人」というサインを送ることができ、手助けをしてもらいやすいという利点があります。

また、痛みはじわじわとやってくるので「加齢」という理由で見過ごされ、状態が進行してしまいがちです。ですから、長引く不調や自分では手に負えないような異常が見つかったら、すみやかに医療機関で診てもらうことを勧めます。毎日自分の体調に気を配り、しっかり足を観察することが大切です。

・足裏にタコやウオノメがありますか

足裏にタコやウオノメができて、歩くと痛むということはありませんか。タコやウオノメが出来る原因は、皮膚の問題と思われがちですが、実は皮膚ではなく骨の問題です。足には3つのアーチがあり（P43参照）、歩くときに足に掛かる負担を分散し、身体をバランスよく支えています。そのアーチが崩れてしまうと、足に掛かる負担を分散できなくなり、足の骨に過度の負荷がかかり、タコやウオノメが生じます。そして痛みが出ると正常な歩き方ができにくくなり、ついには躓《つまず》いて転倒することもあります。それがきっかけで寝たきりになってしまうこともあります。

では、タコやウオノメを作らないようにするにはどうしたら良いのでしょうか。それにはインソール（足底板）を靴の中に装着し、崩れた足のアーチを本来の正しい形に近づけることが良いでしょう。インソールは歩くときの足のアーチを支え、足や骨に掛かる負担を軽減してくれるという効果があります。

・親指の付け根が「く」の字に曲がっていませんか

足の親指（母趾）が人差し指（第二趾）のほうに「く」の時に曲がり、付け根の関節が横に飛び出している状態を外反母趾と呼びます。中年期に発症した外反母趾は、間違った靴選びや筋力の低下、肥満が原因になっていることが多いようです。

外反母趾は、骨の飛び出している部分を押すと痛む、靴を履いて歩くと痛む、靴を履いていなくても痛むなど様々な症状があります。また、見た目にはかなり変形していても、痛みを感じない方もいます。常に痛むようなら手術が必要となります。

外反母趾は母趾が変形するだけではありません。母趾に力を入れると痛みがでるので体重をかけづらくなり、そのため身体のバランスが不安定になります。そして、歩行時に体重をかけ前に進もうとすると痛みを感じるので、歩行することが苦痛になります。そうするとスポーツや散歩、買い物、外出したりすることが億劫になり、メタボリックシンドロームやロコモティブシンドロームと言われる状態になりかねません。

・土踏まずが下がってきていませんか

「扁平足になったのかも」若い時より足幅が広がってきて、ベタッとした足になったと思うことはないでしょうか。それは足にあるアーチが崩れてきたということです。アーチは、身体にとって大切な役割を持っています。足のアーチが崩れてくることは、大切な歩行を障害し、生活の質を低下させることにつながります。足の構造の崩れは、ただの老化の場合もありますが、何か病気にかかっていることもあるので、適切な診断と治療が必要な場合もあります。

・足の指を動かしてアーチを引き上げる運動をしましょう

まず椅子に腰かけ、足もとにタオルを広げます。その上に片足をのせ、足の指を使ってタオルを手繰り寄せます（タオルギャザー運動）。この運動は、足の土踏まずの一番高くなっている部分の舟状骨《しゅうじょうこつ》を、真下から支えている筋肉を鍛えることができます。

次に、手繰り寄せたタオルを床から離れるように持ち上げ、膝が床と平行になるまで持ち上げることを目標に、無理のない程度でやってみましょう。この持ち上げ運動では後脛《こうけい》骨筋《こっきん》が動き、土踏まずを引き上げてくれます。そして最後に指を開き、持ち上げていたタオルを落とします。この時、足の親指を開くという動きを鍛えることができます。

ただし、この運動を行う際には次のことをチェックしてからにしましょう。

・素足になり、足の指を開くように意識してみてください。

・親指が外側に開くならアーチの引き上げ運動をしてみましょう。

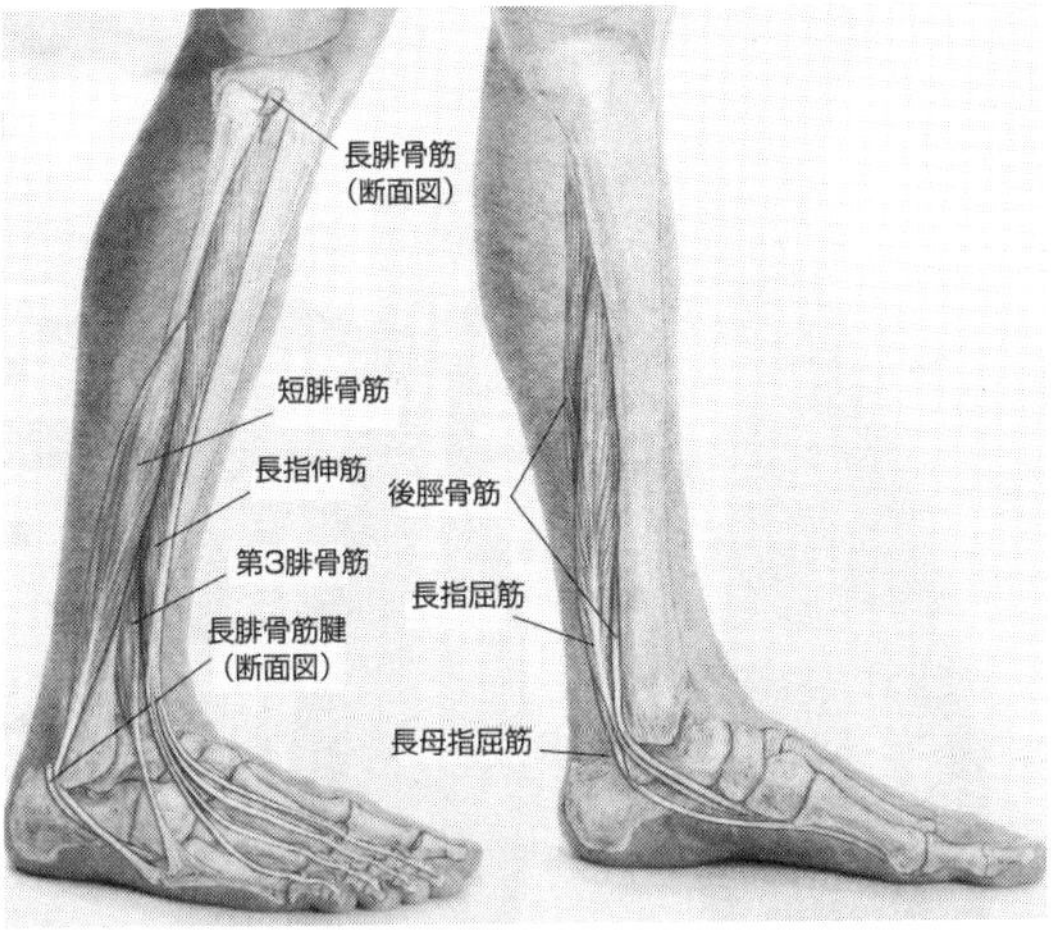

図２　下腿部と足部の筋肉（内側、外側側面図）
（医道の日本社「クリニカルマッサージ」より）

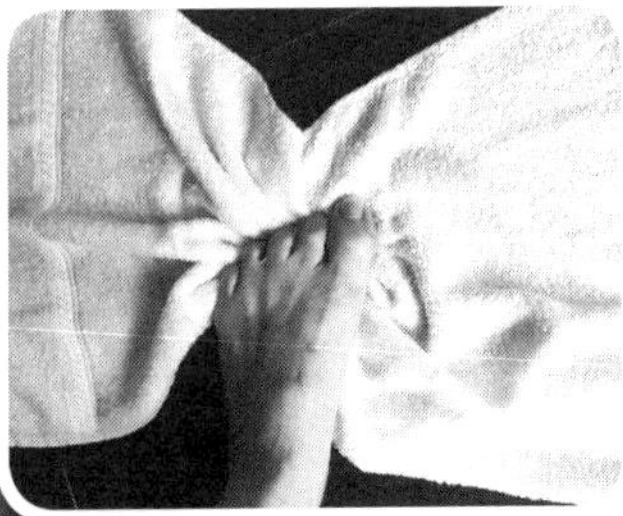

タオルギャザー運動

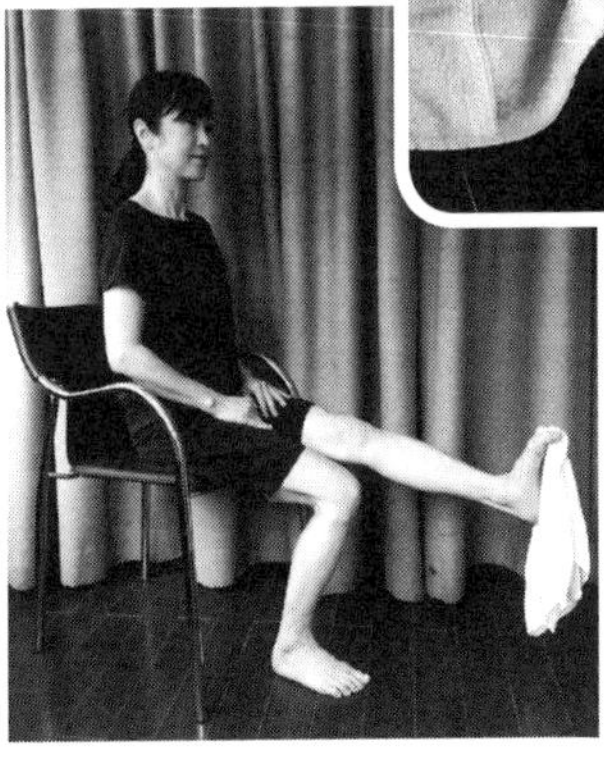

タオルを持ち上げる

・意識しても親指が外に開かないで、閉じる方向に力がかかるようなら、アーチの引き上げ運動はやめておきましょう。

運動は続けて行うことで効果が現れてきますので毎日の習慣にしましょう。

足のアーチが崩れてきた場合には、運動のほかにインソール（足底板）を靴に入れることで対応することもできます。インソールは市販されているものもありますが、安易に購入して靴に入れてしまうと、腰痛や膝の痛みなど身体の不調を招く恐れがありますので注意が必要です。足の形は人それぞれ異なります。足は身体の土台ですから、その土台を支えるために入れたインソールと足の形状との少しの誤差が、身体のバランスを変えてしまいます。ですからインソールは専門家に任せ、自分の足に合うように作ってもらうことが理想的です。

・爪の色や形が気になっていませんか

あなたの爪は薄いピンク色をしていますか。「爪は身体の健康状態を表すバロメーター」と聞いたことはないでしょうか。

爪は「皮膚付属器」といって角質層が変化した皮膚の一部です。通常私たちが爪と呼んでいる部分は「爪甲《そうこう》」と言います。爪の色は爪甲の下の毛細血管の色を映しているので、健康な人の爪は薄いピンク色をしています。ですが体調不良の場合、例えば、貧血気味の時の爪は白っぽい色をしています。つまり、爪は血液の健康状態を表しているので、身体の健康のバロメーターと呼ばれているのです。

他にも、爪のでこぼこが気になっていませんか。爪にへこみができたときには、身体に何らかの問題が生じていることがあります。

爪の縦の筋状のへこみは、老化によるものです。老化によって水分量が不足するようになり、爪の表面に縦線状のでこぼこができます。そのような場合には、爪用のオイルなどで保湿することをお勧めします。こまめに保湿を行うことで爪の表面は綺麗に変わっていきます。

また爪の横方向の筋状のへこみは、爪を作っている「爪母《そうぼ》」と呼ばれる部分が何らかの影響を受けた時に起こります。その影響とは、合わない靴を履いて長距離を歩いた、動きの激しいスポーツをしている最中に靴の中で爪先が爪の根元方向に向けて圧迫された、爪に物を落としたなどの場合です。足の爪の成長は、個人差はありますが1ヶ月に1～1.5㎜

です。爪の横溝が爪の甘皮の部分からどのくらいの場所に出来ているかによって、身体に異常が起きた時期を推測できます。例えば、爪の根元（甘皮部分）から3㎜程度のところに横溝ができていたら、2〜3ヶ月位前に爪母が影響されるような出来事があったということになります。このことから爪は、非常に影響を受けやすいデリケートな部分だということが言えます。

爪はケラチン（タンパク質）が主成分なので、爪を健康に保つためには、良質なタンパク質を摂取することはもちろん、バランスの取れた食生活を送ることが大切です。また、乾燥することで二枚爪や割れやすくなったりしますので、爪と爪周りをオイルなどで保湿をすることも必要です。

・爪が痛むことはありませんか

爪の悩みでよく聞くのは「巻き爪になっている」ということです。通常巻き爪と呼ばれる爪には、「痛みがあるもの」と「痛みがないもの」の2種類があります。

「痛みのある巻き爪」は陥入爪《かんにゅうそう》と呼びます。陥入爪は見た目が巻いていない爪にも起こります。陥入爪になる原因は、深爪など不適切な爪の切り方や隣の指や靴による圧迫、体重の増加、足に極度な負担をかけるスポーツなどです。痛むという反射は、それ以上その状態が進行すると危険というサインですから、適切な治療をすることが大切です。

「痛みのない巻き爪」というのは遺伝的なものが多く、もともと爪が巻いて生えている場合がほとんどです。巻いているという見た目が気になって、痛くない爪を無理に真直ぐに矯正する必要はありません。ですが、どんどん巻きが強くなるようでしたら、深刻な状態になるのを防ぐために医療機関などに相談されることをお勧めします。

また爪は、爪の下からの圧力で広がろうとします。巻き爪の人はウォーキングなど運動をする際に、足の指をしっかり使って歩きましょう。趾の下から爪を押し上げる力で巻いている爪の状態の改善が期待できます。

・足裏の皮がめくれていたり、爪が白っぽくなっていませんか

足裏や指の間が痒い、皮がめくれてきている、じくじくしているなど気になる症状はありませんか。また、爪の色が以前と違う、分厚くなっている、黄色い筋が入っているなど気になっていませんか。そのような場合は白癬菌（水虫）に感染していることが考えられます。

白癬は皮膚糸状菌という真菌（カビ）によっておこる感染症です。白癬菌はケラチンというたんぱく質を栄養源にして生きるカビですから、ケラチンが多く存在する角質層に感染します。足が白癬菌に感染すると足白癬（水虫）となり、爪に感染すると爪白癬（爪水虫）と呼ばれます。

爪白癬（爪水虫）は痒くなることはありません。代表的な症状は、爪が白色から黄色に濁る、厚くなる、ボロボロになるというものです。

白癬は皮膚科で検査を受けなければ正確な診断はできないので、足指の股の皮膚がめくれていたり、痒みがあったり、また爪の色が変色していたりする場合は病院で検査を受けましょう。

白癬菌は、足についてから24時間以内に足をきれいに洗うようにすると、感染を防ぐことができるといわれています。1日1回は足を洗う習慣をつけましょう。その際には強く洗わないで、優しく洗うことが大切です。ごしごし洗いは角質を傷つけてしまい、白癬菌が感染するリスクを高めてしまいます。

・足をいたわっていますか

足は1日中わたしたちの身体を支えて動いてくれています。そのため、とても疲れやすい部分です。ですが、身体の他の部分よりも少しおろそかにしていないでしょうか。顔は人に見られる部分なので、一生懸命洗ったり、マッサージしたりします。でも、足はどうでしょうか。指の間や爪の隙間まで毎日お手入れできていますか。酷使するだけでなく、しっかりケアしてあげなければとてもかわいそうです。

足は身体のなかで重要な役割を担っていて、全身にも良い効果をもたらしてくれると書いてきました。ですが、そのことに気づかない人が多いことはとても残念なことです。

元気に歩き、身の回りのことは自分で出来る、そんな健康な老後に備えるために「足もと」を見直すことから始めてみませんか。

毎日こまめに足の健康をチェックする習慣をつけましょう。

自分の習慣をチェックしよう！　運動習慣

医療法人ホームケア　よつばの杜クリニック
井上　順子

まずは歩くことから

生涯、元気に自分の足で歩き続ける為には、足を守ること！　守ると言っても過保護にするという意味ではありません。しっかりと足を使って歩く（動く）ことで、体力と筋力が維持されます。つまり「使う」ことが大切なのです。古代ギリシャの医聖ヒポクラテスは〝歩くことは人間にとって最良の薬である〟という言葉を残しています。もし、「歩く」動作をしなくなったら、筋肉が減少し、バランス能力・心肺機能が低下します。こうなると歩くスピードが落ち、歩くだけで息切れを起こし、信号をまともに渡りきれない、荷物を持つとバランスが保てずふらついてしまう、段差の無い場所でつまずき転んでしまうなど、日常生活に多大な影響を及ぼす恐れがでてきます。このような事態にならないためにも、まずは毎日歩くことが必要です。

運動が身体にいいことは皆さんご存じだと思います。運動習慣がある方は問題無いのですが、なかなか運動する時間が作れないといった方も多いと思います。そのような方は日常生活に工夫を加えることで、ちょっとした活動も運動に置き換えることができます。起床後から就寝前まで、1日の生活スタイルを再考して、生活活動と運動について見直してみてはいかがでしょうか？

自分の運動習慣を再認識

それでは日常生活の中で、どれくらいの運動習慣が形成されているのかを確認してみましょう。「仕事時間」「移動時間」「余暇時間」のそれぞれの場面で動いている時間と、不活動時間について大まかな記録をとってみて下さい。

① 1日の歩数はどれくらい？

あなたは1日にどれくらい歩きますか？　厚生労働省が発表した平成28年の国民健

歩数	中等度強度の活動時間	予防出来る病気
2000歩	0分	寝たきり
4000歩	5分	うつ病
5000歩	7.5分	要支援・要介護、認知症、心疾患、脳卒中
7000歩	15分	ガン、動脈硬化、骨粗しょう症、骨折
7500歩	17.5分	筋減少症、体力の低下
8000歩	20分	高血圧症、糖尿病、脂質異常症、メタボ（75歳以上）
9000歩	25分	高血圧（正常高値血圧）、高血糖
10000歩	30分	メタボリックシンドローム（75歳未満）
12000歩	40分	肥満

表１　予防に必要な１日の歩数と中等度強度運動時間

康・栄養調査において、歩数の平均値は、男性で６９８４歩、女性で６０２９歩です。20～64歳の歩数の平均値は男性７７６９歩、女性６７７０歩であり、65歳以上では男性５７４４歩、女性４８５６歩と非常に少ない現状です。

表１には、生活習慣病などを予防するために必要な１日の歩数と、中等度運動の時間に関して示しています。１日に８０００歩、20分間の中等度強度での運動時間を目標にすることをお勧めします。

② 自動車を頻繁に使いますか？

今では一家に１台、自動車を所有する時代になりました。すぐ近くのコンビニにでさえ自動車で行ってはいませんか？　常に目的地に近い駐車場に車を駐車しようとしてはいませんか？

③　エスカレーター、それとも階段？

駅にはだいたい階段と並行してエスカレーターがあります。あなたはどちらを使いますか？　意識をしないと階段を使わず、エスカレーターに乗るのが当たり前になっていませんか？　わざわざ運動する時間を作るより、日常生活でエスカレーターを避け、階段を使う習慣を身につけた方が効率的かもしれません。

④　1日を通して座っている時間は長いですか？

1日のうちどのくらいの時間座っていますか？　車に乗っているとき、仕事をするとき、テレビを観ているとき、新聞を読むとき、座ることが当たり前になっています。アメリカのトロント大学の研究チームが、座ったまま過ごす時間が長い人は2型糖尿病のリスクが2倍に上昇することを報告しています。また、2型糖尿病のリスクが91％上昇するともいわれています。座位時間が長い人は、あまり座らない人に比べ、総死亡リスクが24％、心臓発作や脳卒中などの心血管疾患による死亡リスクが18％、がんによる死亡リスクが17％、

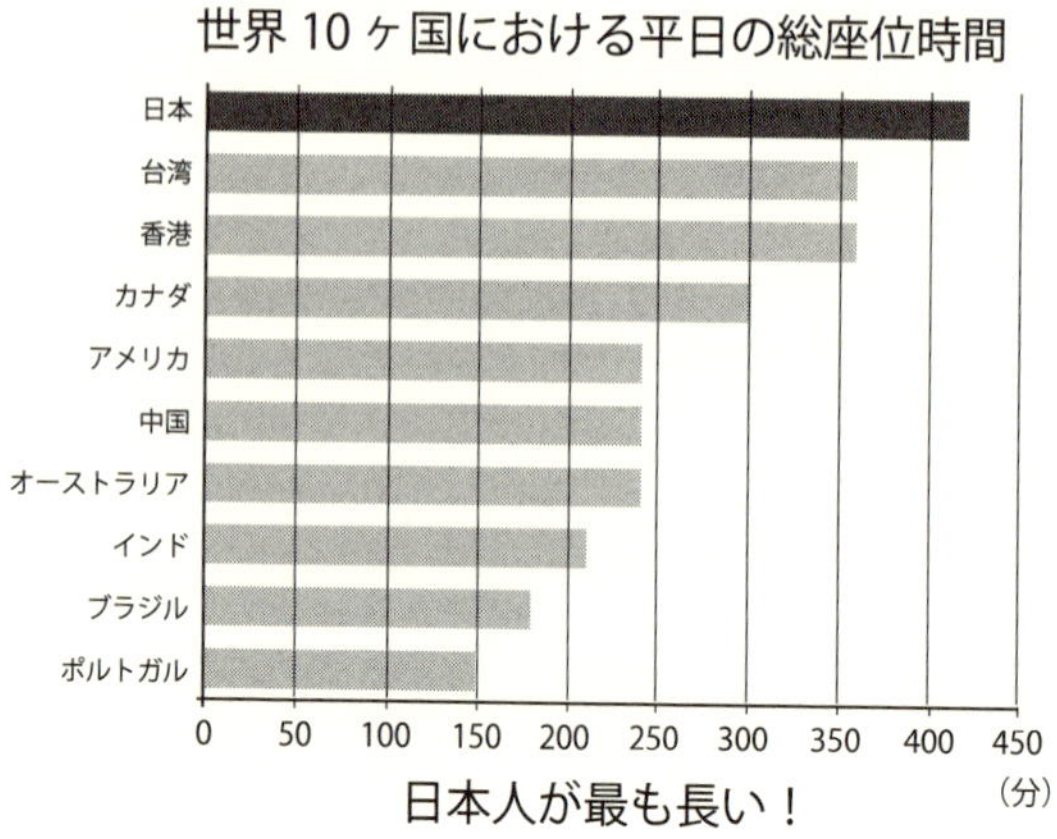

図1　各国の座っている時間の比較

がんの発症リスクが13%、それぞれ上昇することが分かっています。

残念なことに日本人は、世界で一番座っている時間が長い国民です（図1）。今一度、1日の座っている時間を振り返ってみましょう。

⑤ テレビを観ている時間は？

1回あたりのテレビ視聴時間が6時間を超えると、推定余命がほぼ5年程度短縮するといわれています。1回の視聴時間が1時間増すごとに、全死因による死亡リスクが11%増加するという衝撃的な研究結果が報告されました。今一度、1回あたりのテレビ視聴時間を振り返ってみましょう。思った以上に視聴時間が長いかもしれません。

⑥　公共交通機関では立ちますか？　それとも座りますか？

バスや電車などの公共交通機関を利用した時にあなたは椅子に座りますか？　それとも立って乗車しますか？　移動時間を効率的に利用するためにも、公共交通機関では立って乗車することをお勧めします。座っている時間を少しでも減らすためにも立って乗車してはいかがでしょう。

⑦　午前中は活動的でも、午後は全く動かない生活をしていませんか？

「早起きをして午前中に運動や家事や買い物を終わらせて、あっという間に午前中だけで1万歩！」という方も中にはいらっしゃるかと思います。「午前中に沢山動いたから午後はゆっくり過ごそう」ということで、テレビや読書など、午後の時間を座りっぱなしで過ごしてはいませんか？　沢山動いたとしても、連続する不活動時間は身体を不健康にしてしまいます。つまり、運動の効果が相殺されてしまうということです。実は1日を通して細切れで活動する方が身体にとって大切なことなのです。

このように日常生活を振り返っていただくと、「意外と不活動な生活をしていた……」と認識できるかと思います。まずは表２のチェックリストを活用して頂き、ご自身の不活動状態を客観的に確認してみてはいかがでしょうか？

便利な時代だからこそ「動く」意識が必要

動かなくても生きていける時代だからこそ、「動く」という意識が必要になります。

運動習慣を見直すことも大切ですが、まずは生活習慣を見直すことから

□	１日の歩数は8000歩以下。
□	習慣的に行っている運動が無い。
□	自動車を頻繁に使う。
□	駐車場は遠くの場所に停めることはしない。
□	階段を避けてエスカレーターやエレベーターをよく使う。
□	１日を通して座っている時間が長い。
□	テレビの視聴や読書をしている時間が長い。
□	公共交通機関では必ず座る。
□	午前中は活動的でも、午後は全く動かない生活をしている。

表２　不活動チェックリスト

始めてみてください。毎日の生活の中で実施できそうな小さなことを表３に示してみました。ごくごく一部の例にすぎませんが、あなた自身の生活習慣の中で取り組みやすいことがあれば、直ぐにでも実践して下さい。

身体を動かすきっかけはどのようなことでもかまいません。身体を積極的に動かすことを意識して、小さなことをコツコツと継続することで大きな結果につながります。

□	歩数計をつけてみる。
□	電車やバスは１駅手前から歩くようにする。
□	歩く時は早歩きにする。
□	エレベーターやエスカレーターは使わない。
□	犬の散歩の担当になる。
□	自動車を駐車する時はなるべく遠くに停める。
□	近くの買い物は自動車を使わないようにする。
□	週末に気分転換もかねて歩いてみる。
□	一緒に歩ける仲間を見つける。
□	歩くための靴を新しく購入してみる。

表３　活動量を増やす為の実践例

運動で得られる健康利益

運動を習慣化すると身体にとって様々な良いことが起こります。運動で得られる健康利益についてご紹介します。

①　骨が丈夫になる

運動をすると、骨に力が加わります。この力が骨をつくる細胞の働きを活発にして、骨密度・骨塩量が増加し、骨が丈夫になります。つまり、骨粗《こつそ》鬆症《しょうしょう》の予防効果、介護予防効果が期待できるのです。

②　関節の固定力が向上し痛みが緩和する

運動で筋力が増加すると、関節の固定力が高まります。膝や腰に痛みや不安のある方は、運動によって筋力をあげることでその痛みを改善することが期待できます。とは言うものの、運動のやり過ぎは逆効果にもなりますのでほどほどに。

③　筋肉が強くなり疲れにくい身体になる

運動をすると日常生活よりも若干強い力を発揮します。その刺激で筋肉が強く、太くなります。また、これまでに使っていなかった筋肉も働き出します。運動で筋力を強くすることにより、従来行っていた作業も楽になり、疲れにくくなります。

④　持久力（心肺機能）が高まり、疲れにくい身体になる

運動をすると身体に酸素を取り込む能力が向上します。さらに、毛細血管も増殖し血行がよくなり、細胞への酸素や栄養の運搬、老廃物の除去など素早く行えるようになります。

⑤　血液が綺麗になる

運動をすると血管の中にある善玉コレステロールが増加し、中性脂肪や悪玉コレステロールが減少します。血管が詰まったり、固くなったりして発症する心臓や血管の合併症（狭心症、心筋梗塞、脳卒中、脳梗塞等）の予防効果が期待されます。

⑥　太りにくい身体になり、見た目も若返る

運動中とその後は、一時的に普段よりエネルギーを消費する状態に身体が変化します。運動を継続・習慣化することで、体力・筋量が増加し、基礎代謝が上昇します。つまり、普段のエネルギー消費量も増えることになります。また、身体の脂肪を燃やす能力も向上しますので、プロポーションも改善されてスタイルが良くなり、見た目も若返ります。

⑦　脳が活性化する

運動は、認知症やアルツハイマー病の予防・遅延に効果的であることが期待されます。特に身体を複雑に動かす運動や、ウォーキングの様な移動しながら風景が変わる運動も脳にとってよい刺激となります。

⑧　抵抗力がつく

長期的かつ適度な運動は免疫機能が高まり、病気に対する抵抗力が増加します。しかし、運動直後は一時的に上気道感染のリスクが高まりますので注意が必要です。

⑨　気持ちが元気になる

適度な運動はストレス発散に効果的で、気分が良くなりリラックスできたり、不安感や疲労感が減り、活力が向上したりと、精神面への様々な効果が期待されます。

ご自身の運動習慣はいかがでしたか？　このように日常生活の中で自分にも出来ることがまだまだたくさんあったと思われた方は、今直ぐにでも実行に移してみてください。

一生自分の足で歩き続けるためには、「便利」に負けず、「不便」を楽しむ心で「身体活動」を増やすことを楽しんで生活していきましょう！　「健康は足もとから」、日々の生活の中での小さな積み重ねと継続が大切です。

自分の習慣をチェックしよう！　生活習慣

唐津赤十字病院・日本糖尿病療養指導士
吉田　のぞみ

生活習慣病全般を予防するのは糖尿病の管理

みなさんは、特定健診（特定健康診査）は受けられていますか？　特定健診は生活習慣病予防のために、リスクを早めに発見することに着目した健診です。健康保険に加入している40歳以上のすべての人に、1年に1回以上の受診が義務付けられています。これは、2008年4月よりメタボリックシンドローム（表1）に着目し、肥満評価のためウエスト周囲長やBMI値[注24]、血清脂質《けっせいししつ》[注25]、血圧、血糖値、喫煙の項目などが加えられました。

みなさんは市町村や職場の健康診断を受けられていますか？　まだ、40歳になっていないから大丈夫と思っていませんか？　近年では生活習慣の変化や影響により生活習慣病になる人が増えています。40歳になっていなくても、普段から食事や運動習慣を意識してみ

必須条件	内臓脂肪型肥満	※1ウエスト周囲長 男性85cm以上	男女とも内臓脂肪面積 100㎠以上に相当	
		※1ウエスト周囲長 女性90cm以上		
3項目のうち 2項目以上	脂質代謝異常	高中性脂肪血症 (150mg/dl以上)	<かつ　または>	低HDL コレステロール血症 (40mg/dl未満)
	高血圧	収縮期血圧 130mmHg以上	<かつ　または>	拡張期血圧 85mmHg以上
	※2高血糖	※3空腹時血糖値　110mg/dl以上		

表１　日本におけるメタボリックシンドロームの診断基準

注意

※１：ウエスト周囲長とは臍の高さで立位、呼気時に測定した腹囲

※２：メタボリックシンドロームと診断された場合、糖負荷試験が勧められるが、診断に必須ではない

※３：IDF（国際糖尿病連合）は、空腹時血糖値の基準を100mg/dl以上としている
（メタボリックシンドローム診断基準検討委員会：メタボリックシンドロームの定義と診断基準、日本内科学会雑誌94（4）：794-809．2005改編引用）

てはどうでしょうか。なぜなら日本人の死亡原因のうち、生活習慣病によるものは半数以上を示しているからです。また、日本人の寿命と健康寿命の差は約10年もあり、年を重ねても寝たきり生活にならないように、元気に歩き続けたいと思いませんか。

私は糖尿病療養指導士として現在も多くの患者さんに関わっています。そこで日頃から感じることは、糖尿病の管理は生活習慣病の予防そのものだということです。

患者さんの中には糖尿病と指摘されても、はじめは症状がないことも原因で、受診を遅らせてしまう方が多く見られます。また、受診を遅らせたために合併症を引き起こしたということも珍しくありません。患者さん達に

は、それが一番怖いと伝えています。そして、現場での患者さんやスタッフへの指導の際には、糖尿病を一言で言うと「血管の病気」ですと話しています。

私たちの身体は、大きな血管と小さな血管がはりめぐらされています。その血管の流れを悪くする原因に、塩辛いものや甘いもの、脂っこいものを毎日食べ続けることや運動不足があげられます。これらは高血圧や高血糖、高脂血症を招き、血管の流れをドロドロにします。また石灰化といって、血管内にプラークが形成され、血管を固くし、異常出血や梗塞の原因につながるのです。この血管の異常は自覚症状がないことが怖いのです。

私たちは糖尿病の合併症についてお話をするときに、２つの「きのこ」で合併症の説明をします。それは、「えのき」と「しめじ」です。

大血管の合併症に、「**え**（壊死）」「**の**（脳梗塞・脳出血）」「**き**（狭心症・心筋梗塞）」

小血管や神経の合併症に、「**し**（神経障害）」「**め**（網膜症）」「**じ**（腎症）」

これらを糖尿病と診断された時期に知っていただけることが、合併症を進行させないことにつながるのです。しかし、脳血管障害や腎障害で病院へ来られる方の半数以上は、自覚症状がないまま放置されていた患者さんが多いのです。そして、その方々の多くは以前、糖尿病と指摘されたことがあると答えられる方々が多いようです。

急に状態が悪くなって自宅に帰れないまま施設や病院生活とならないように、普段の心がけが大切になります。もちろん指導する私たち医療者も同じ人間です。医者や看護師、他メディカルスタッフである指導者側が肥満体であれば説得力がないということです。そのためにも普段の生活を今一度見直し、改善できることがないか一緒に考えてみましょう。

ちなみに、私は、体力維持のためにジョギングをしています。ジョギングをはじめたころは体重変動に一喜一憂していましたが、最近は体脂肪、筋力を意識して生活しています。体脂肪と筋力を意識することで自然に身体が引き締まり、疲れにくい身体になっていると感じています。運動は無理でも食事や飲酒、喫煙の習慣の見直しをしてみることからはじめませんか？

重症合併症予防の心がけ

糖尿病合併症重症化予防の1つは、大血管症[注26]（動脈硬化症）回避のための生活習慣修正

1　減塩		6g/日　未満
2	①野菜・果物	野菜・果物の積極的摂取
	②脂質	コレステロールや飽和脂肪酸の摂取を控える 魚（魚油）の積極的摂取
3　減量		BMI〔体重（kg）〕÷〔身長（m）×身長（m）〕が25未満
4　運動		心血管病のない高血圧患者が対象で、有酸素運動を中心に定期的に（毎日30分以上を目標に行う）
5　節酒		エタノールで男性20〜30ml/日以下、女性10〜20ml/日以下
6　禁煙		受動喫煙の防止も含む

表2　生活習慣の修正項目

生活習慣の複合的な修正はより効果的である。
※重篤な腎障害を伴う患者では高カリウム血症を来すリスクがあるので、野菜・果物の積極的摂取は推奨しない。糖分の多い果物の過剰な摂取は、肥満者や糖尿病などのカロリー制限が必要な患者では勧められない。
（日本高血圧学会高血圧治療ガイドライン作成委員会（編）：高血圧治療ガイドライン2014.ライフサイエンス出版.東京.P40．2014引用）

が大切です。大血管症（動脈硬化症）発症予防のためには、高血糖、高血圧、脂質異常症、内臓脂肪型肥満などの危険因子を管理することが大切ですが、その基本が食事療法、身体活動度増強、禁煙になります。生活習慣の修正項目として（表2）、減塩や脂質を控える、節酒、禁煙などがあります。でも実際は、わかってはいるけれど、動機や意思がなければ行動には移せないものなのです。

みんなが活用できる糖尿病療養指導の実際

現場での療養指導の際には、患者さんの「今の体重」と「20歳の頃の体重」、「人生で最大増加の体重」を振り返ります。そして、毎日、体重測定をする習慣を身につけてもらいます。測定した体重は記録してもらいます。血糖や血圧も記録してもらい、それが習慣化されるときちんと振り返ることもできます。また、入院すると同時に、決められたエネルギー量（カロリー）の食事療法だけで体重が減る方もいます。普段の食事を見直すだけで、体重にも変化があるということを一緒に確かめています。適切なエネルギー量（カロリー）の食事についての計算も、患者さんと一緒に行います。そして、普段の生活について伺い、規則的な食事習慣や活動度が増す行動がないか一緒に考えています。

みなさんもここで生活習慣チェックをしてみませんか？

あなたの今の体重（　　　　）kg

あなたの標準体重は、

身長（　　　）m×身長（　　　）m×22＝標準体重（　　　）kg

エネルギー摂取量＝身体活動量（P103）×標準体重

〈食事習慣チェック〉

・就寝前の2時間以内に夕食を摂ることがある。
・夕食後に間食（3食以外の夜食）を摂ることがある。
・周囲と比較して食べる速度が速い。

あてはまる人は、食べ方や食べる速度を見直すだけでも1日のパフォーマンスが変わるかもしれませんよ。

【規則的な食事習慣】

・食事は1日3回を基本に、できるだけ決まった時間に摂りましょう。
・適切なエネルギー量を朝食、昼食、夕食の3回になるべく均等にわけましょう。
・よく噛んで時間をかけて食事を摂りましょう（1口20回噛みましょう↓顎も鍛えます）。
・食事を「減らす」のではなく、身体が喜ぶ食事を「選ぶ」と考えましょう。

◎間食については

・1日の適切なエネルギー量の範囲内で。

・できるだけ低カロリーのものを選びましょう。
・食後のデザートとして食べてはどうでしょう。
・外出前や運動前に食べましょう。
・夕食後や就寝前に食べるのは避けましょう。

◎血糖コントロールをよくする食事
・糖質は速やかに、脂質はしばらくたってから血糖値を上昇させます。糖質、脂質の量は適切に摂りましょう。
・食物繊維を摂りましょう。
・野菜を最初に食べましょう。
減量が必要な方へ、目標体重を決めてできることから始めましょう。

◎身体活動量の目安
軽労働作業（デスクワークが多い職業など）25～30kcal／kg標準体重
普通の労働作業（立仕事が多い職業など）30～35kcal／kg標準体重

重労働作業（力仕事の多い職業など）35〜40kcal／kg標準体重

体重減量はリバウンドしないように、個人差はありますが1ヶ月に1kgずつ減量していきましょう。急激な減量、ダイエットは身体の負担となりストレスにもつながります。

【減量のためのひと工夫】

・食べる場所、時間を決めましょう。
・今、食べてよいかを考えてみましょう。
・食事の間隔を空けすぎないようにしましょう。
・寝る2時間前に食べ終わりましょう。
・ゆっくり噛んで食べましょう。

【外食の選び方とどのように食べるか？】

・丼物は栄養が偏りやすいので、和定食など品数の多い食事を選びましょう。
・うどん、そば、パスタなど一品ものを選ぶときは、具材の多いものを選びましょう。
・メニュー表にエネルギーや成分表示がされているお店を利用するようにしましょう。

・ごはんなど炭水化物は、必要量だけを摂りましょう。
・油を多く使った料理は少量にしましょう。
・野菜は一品料理を追加するか、同じ日の別の食事で補いましょう。
・ほとんどの外食は塩分が多いため、醤油などの調味料を足さないようにしましょう。

〈飲酒習慣チェック〉
・お酒を毎日飲む。
・飲酒日の1日当たりの飲酒量が日本酒にすると3合（540ml）以上。

どうでしょうか？　楽しい飲み会にお酒の量をきちんと把握するのは難しいかもしれませんが、胃腸や肝臓を守るためにも適量を心がけたいものです。

【お酒と長く付き合うコツ】
・毎日、適量を守ることで、長くお酒を楽しむことができます。
・飲酒の際も適量の食事を摂りましょう。胃への負担や酔いを軽減させる働きがあります。カロリーが低く、ビタミンが豊富な野菜に切り替えてみてはどうでしょうか。

・最低週に2日は休肝日を設けましょう。

※1日のアルコール量の目安

ビール↓200〜400ml　焼酎↓50〜100ml

発泡酒↓180〜360ml　日本酒↓70〜140ml

ワイン↓100〜200ml　ウイスキー↓30〜90ml

（ビールの中瓶500ml、日本酒1合180ml、ワイングラス1杯60ml）

〈喫煙習慣チェック〉

・タバコを吸わないと集中出来ない時がある。

・タバコを吸わないと落ち着かない、イライラしてしまう。

喫煙のリスクは社会的にも周知されていますが、改めて危険性を振り返りたいと思います。最近では電子タバコも多く普及していますが、喫煙による障害として、タバコの煙には500近い成分が含まれていますが、主成分はアルカロイドの1種である「ニコチン」です。喫煙は咽頭《いんとう》がん、肺がんをはじめとする多くのがんや呼吸器疾患、胃・十二指腸潰瘍《じゅうにしちょうかいよう》の発病や死亡に関することも明らかにされています（表3）。喫煙は血圧の上昇、血小

悪性新生物	がん（口腔、咽頭、食道、胃、肝臓、膵臓、腎盂、膀胱）
循環器疾患	冠動脈疾患（心筋梗塞、狭心症）、脳血管疾患（脳出血、脳梗塞、くも膜下出血）、大動脈瘤、バージャー病
呼吸器疾患	慢性閉塞性肺疾患（COPD）、慢性気管支炎、肺気腫、喘息
消化器疾患	胃・十二指腸潰瘍、慢性胃炎、口内炎
精神疾患	タバコ使用障害
妊婦喫煙の影響	早産、自然流産、周産期死亡、妊婦合併症、低出生体重、先天奇形
受動喫煙の影響	肺がん、小児喘息、低出生体重、虚血性心疾患

表３　喫煙関連疾患（タバコ病）

板粘着能の増加による血液凝固能の亢進、低比重リポタンパク[注27]（ＬＤＬ）の増加、高比重リポタンパク[注28]（ＨＤＬ）の低下、血管内皮細胞[注29]の障害を来します。大血管症（動脈硬化症）や、特に、虚血性心疾患、末梢血管障害（ＰＡＤ）の重要な危険因子の１つでもあります。

また、妊婦さんの場合、流産・早産を引き起こす可能性があります。受動（間接）喫煙の影響も大きいので、喫煙習慣のある人には多大なマナーも求められます。

そして、糖尿病と診断された患者さんの中には、タバコをやめたことで病気になったとおっしゃる方もいます。実際に禁煙により、タバコを吸っていた時間の過ごし方の癒しに間食が入り、ニコチンが抜けたことにより食欲が増進し、体重増加となられる方もいます。

タバコの離脱症状として、抑うつ気分や不眠になられる方もいます。そんな方には、保険適応ですので禁煙外来の受診もお勧めします。しかし、そこには強い意志も必要です。復煙してもまた禁煙外来を受診すればいい、といったシステムではありません。

また、禁煙することは、お金も時間も節約できます。１日１箱（20本）吸う人であれば１箱５００円として５００円×３６５日＝１８２５００円／年間、時間では１本５分として、１００分×３６５日＝６０８時間、約25日／年間の節約にもつながります。この時間とお金を他のことに費やすことができると思うと、喫煙のばかばかしさも痛感できると思います。喫煙習慣のあるあなた、怖い血管病変になる前に、健康をどう維持するか、お金と時間を今後どう活かすか見直されることをお勧めします。

ここでは食事、体重管理、飲酒、喫煙について振り返りましたが、いつまでも健康な足で歩き続けるためには、体力維持、筋力維持も大切です。日頃の身体活動度をあげるためにも具体的な運動については松田先生の章（Ｐ１４９）をご覧ください。

自分の靴をチェックしよう！

有園義肢株式会社　代表取締役
義肢装具士　有薗　泰弘

足に良いとされる靴は、履いていても心地良く、長時間歩いても疲れにくいものです。また、オーダーメイドインソールを組み合わせるなどすると、見た目にも機能的にも高いレベルでバランスの取れた靴になります。

しかし、以下に記すような病気や足に変形がある方、または高齢者に対しては、特別な配慮を必要とすることもあります。

糖尿病

足に傷を負うということは、健康な私達でもしばしば経験します。例えば、旅行の前に新品の靴を購入し、それを履いて靴擦れしてしまったなどということは、専門家である私でも経験することです。また巻き爪や爪の剥がれ、皮膚のひび割れ、ウオノメ・タコの自己処置、水虫などの皮膚病、こたつや湯たんぽによる低温やけど、鋭利なものの踏みつけなど足に傷を作る要因は枚挙にいとまがありません。

しかし、想像してみて下さい。傷があっても足に痛みを感じないということを。間違っても、「痛みがなくてラッキー！」などと考える人はいないはずです。

「足に痛みを感じない」、これは糖尿病が進行した患者さんの代表的な症状です。この状態では足に傷があるという認識が遅れ、傷が悪化し、悲惨な状態になることは容易に想像ができます。

糖尿病が進行もしくは病歴が長期に及ぶと、その足が糖尿病足病変・シャルコー関節といった糖尿病特有の足の病気が問題となります。このため、荷重に弱い部位に負担がかかり、そこに傷を作るということはよく見られます。また、糖尿病患者さんにしばしば起こる視力障害により、目から一番遠い身体の部位である足が見えづらいといったことも傷の発見を遅らせる要因となります。これらの行き着くところは「足の切断」です。

このように、糖尿病は様々な方面から足を最悪の環境に導いていきます（写真１）。

糖尿病足病変の最大の予防策は糖尿病を悪化させないことと同時に、足に微小な傷さえ作らせないということになります。その際の大きな要素として履物の選択、調整、履き方があげられます。この「履物」には靴のみならず室内履き、靴下も含まれます。

「傷を作らせない」というと、柔らかい靴が良さそうですが、そうではありません。身体に当たる部分は柔らかく、芯は硬くという靴が最適です。柔らかい靴は一見良さそうですが、歩く際に足が不安定になります。足が不安定になると靴の中で足が泳ぎ、皮膚に摩擦を生じさせ、そこに傷を作ります。写真2は糖尿病用靴の例です。

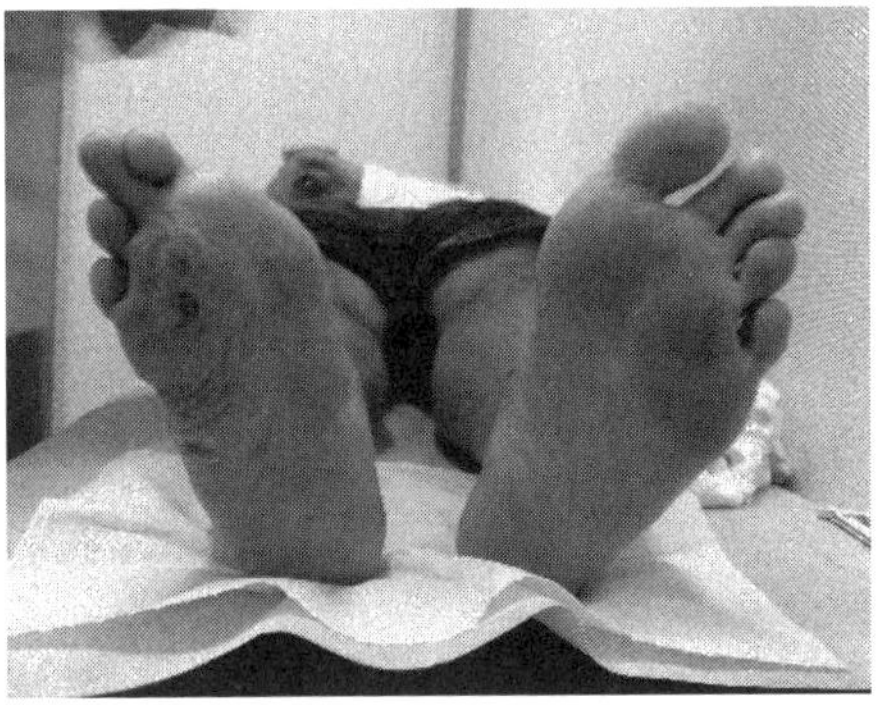

写真１　糖尿病足病変（右母趾は切断されている）

糖尿病用の靴が入手困難な場合、一般の靴でも代用可能です。次のような条件を満たす靴をお薦めします。

- ・ヒモ靴（ヒモを締めることにより、足と靴を一体化させ、靴ずれを防ぐ）
- ・カウンター（踵部分の芯）がしっかりしている（足の横ブレを防いで足を安定させる）
- ・履き口にクッションがある（履き口部分の靴擦れを防ぐ）

AYUMI CAREWALK

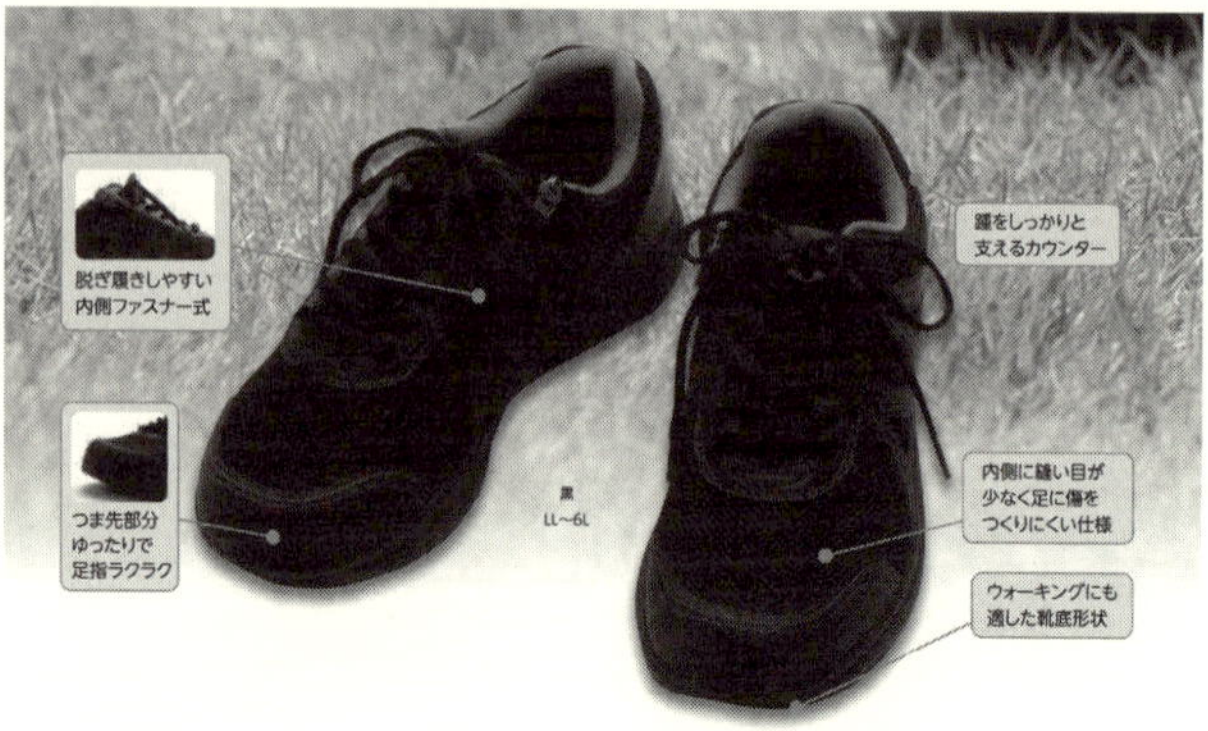
脱ぎ履きしやすい
内側ファスナー式
踵をしっかりと
支えるカウンター
つま先部分
ゆったりで
足指ラクラク
黒
LL～6L
内側に縫い目が
少なく足に傷を
つくりにくい仕様
ウォーキングにも
適した靴底形状

Super FinnComfort

スーパーフィンコンフォート

糖尿病などの敏感な足でお悩みの方のために、医師や整形外科医と共同開発した特別なシリーズ。糖尿病疾患を持つ方は、神経障害より靴の中でできた傷に気付かずに悪化させやすく、さらに一度傷ができると大変治りにくい傾向があります。Super Finn Comfortシリーズは、そんな敏感な足を柔らかく包み込み、優しく歩行をサポートします。

【Super FinnComfortの優れた特徴】

1 ▸ 足に「負担をかけにくい」柔らかい甲

2 ▸ 「甲のフィット感」を支えるクッション

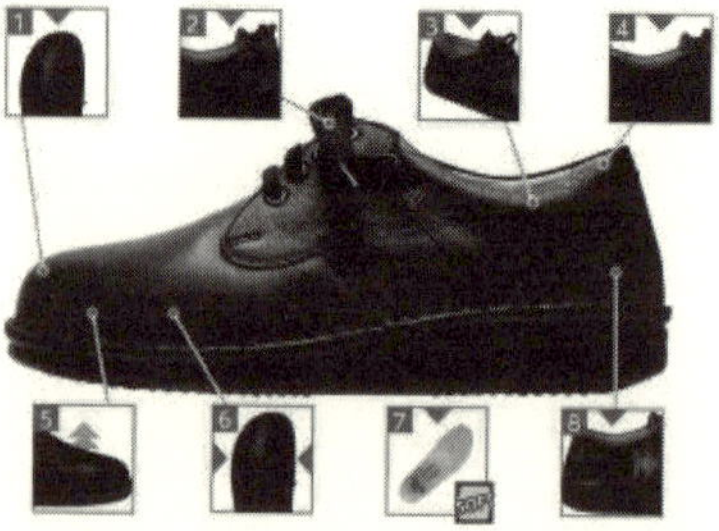

3 ▸ 足首や踵を「優しく包む」クッション入り履き口

4 ▸ 「足あたりが良い」柔らかなカーフレザー製内張り

5 ▸ 余分な圧力がかかりにくい「ゆとり」ある前足部

6 ▸ 「指先を守る」前足部のクッション加工

7 ▸ 「足裏に優しい」クッションアインラーゲン

8 ▸ 足首や踵を「安定させる」長めの踵の支え

写真2　糖尿病用靴の例（メーカーカタログより）
上：日本製「あゆみケアウォーク」（徳武産業㈱）
下：ドイツ製「フィンコンフォート」（輸入元：シアンインターナショナル㈱）

・インソールが取り外し可能（オーダーインソールの作成が可能である）

また、靴の履き方が悪ければせっかくのいい靴も台無しです。靴を踵で合わせ、つま先に余裕を作り、しっかりとヒモを締めます（写真3）。足と靴とが一体化することが大事です。またこのように履いた靴は足から脱げません。当然靴を脱ぐ際はヒモを解いて緩めます。ヒモを解かないまま靴が脱げるとすれば、それはヒモの締め方が甘いということになります。

外反母趾

医療機関の足外来では一番多いと思われる足の変形です。

親指が外方向（身体の中心線の方向を内方向として）を向き、指の付け根の骨（第一中足骨という骨の一部分）が出っ張る変形

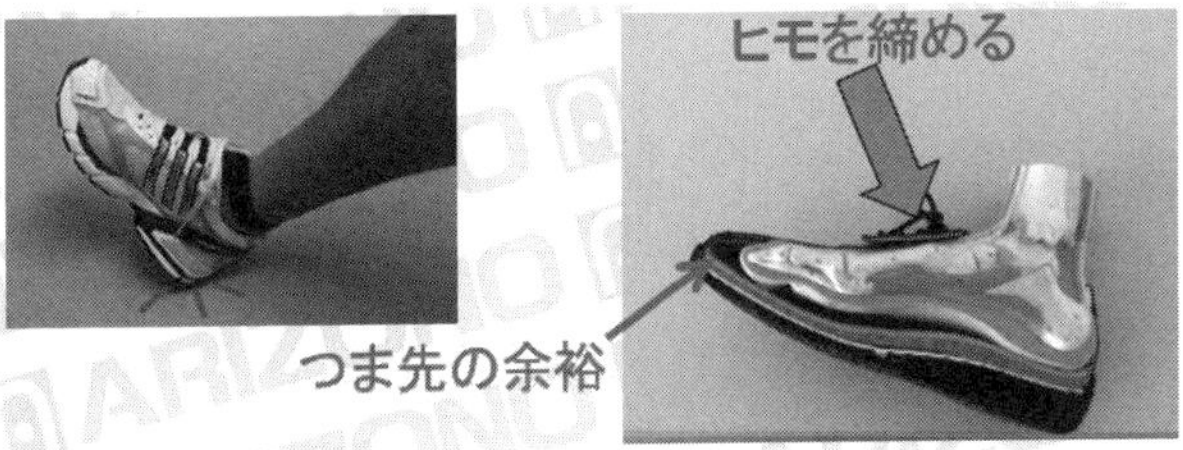

写真3　正しい靴の履き方

です（写真4）。

　変形するだけでなく痛みを伴ったり、歩行が不安定になります。

　外反母趾による痛みで代表的なものは、指の付け根の骨が靴に当たることですが、その他にも関節の痛み、足の形の崩れによってできるタコ、ウオノメの痛みなどがあげられます。

　残念ながら大人になってからの足の変形は、手術以外で治すことは不可能で外反母趾も例外でなく、手術をしない場合は、この変形と上手に付き合うことが重要です。ちなみに、外反母趾の様々な矯正器具が出回っていますが、根本治療にはなりませんし、使い方を誤るとかえって痛みが増強してしまいます。

「付き合う」とありますが、ここで大切なのはやはり靴の選択になります。

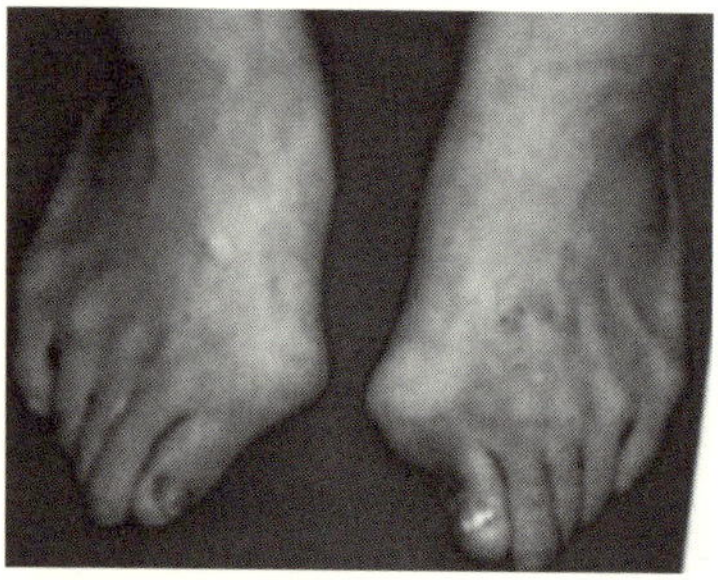

写真4　外反母趾

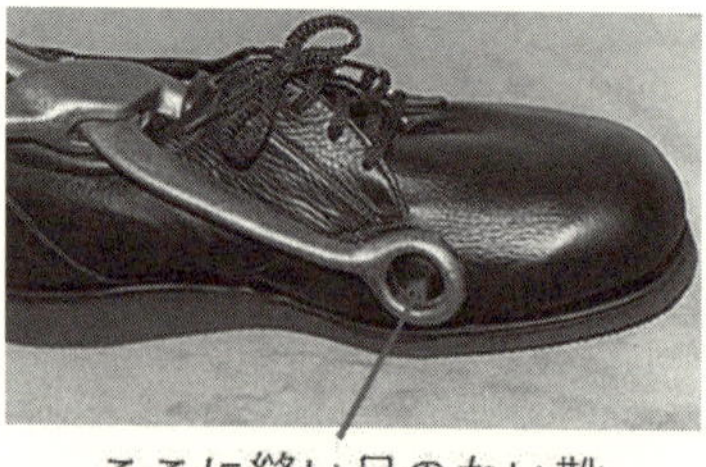

写真5　外反母趾部分を特殊器具で調整している場面

外反母趾の方におすすめする靴としては以下のようなものが挙げられます（写真5）。

・ヒールが高くない（足の前ズレを防ぐ）
・ヒモ靴（足を締めて外反母趾の助長を防ぐ）
・外反母趾の出っ張りのところに縫い目がない（足馴染みがいい）
・インソールが取り外し可能（オーダーインソールの作成が可能である）

なお、外反母趾の方は幅広の靴がいいと思われがちですが、これは間違った認識です。ゆとりのあり過ぎる靴は、むしろ外反母趾を助長してしまうからです。またヒモの締め方にも工夫が必要です。つまり外反母趾部分のヒモを緩めに、それより上を少しきつめに締めるなどすると効果的です（図1）。4E※など幅広の靴は必ずしも外反母趾向けということではなく、元来、足の骨格そのものが太く肉付きの良い足の方のための靴なのです。

※4E…JIS（日本工業規格）にて定められた靴の幅の規格のこと。D→E→2E→4E→F と順に幅が広がる。

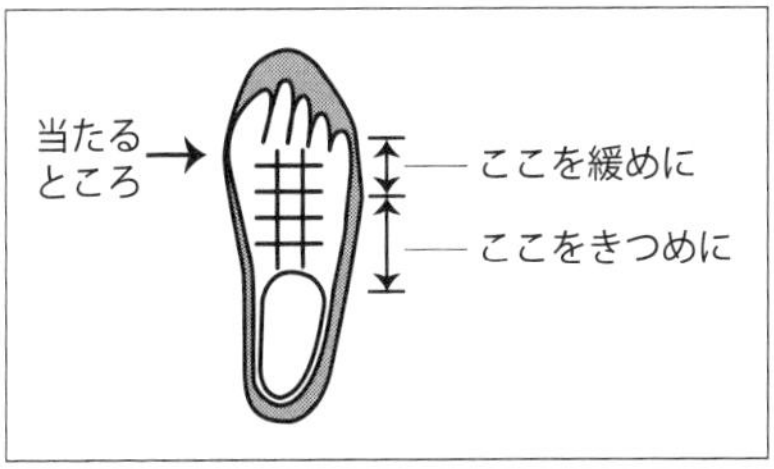

図1　外反母趾のヒモの締め方

高齢者

高齢者と一口に言っても千差万別で、それだけで特別な靴が必要ということはありません。

特に元気な高齢者は、若い方が履くのと同じような機能的にも見た目にも優れた靴を履いていただきたいものです。つまり、ヒモ靴で踵の芯がしっかりした高機能な靴です。運動靴はもちろん、ウォーキングシューズなど、歩きやすい靴もおすすめです。

こういった方は軽量をうたったものより、むしろ少し重いくらいの靴がいいかもしれません。軽量な靴は、様々な機能を取り払って軽量にしているものも多いからです。手で持って多少重くとも、足にフィットした靴であれば不思議と重さは感じないものです。

しかしほとんど歩かない方、歩けない方にはそのような

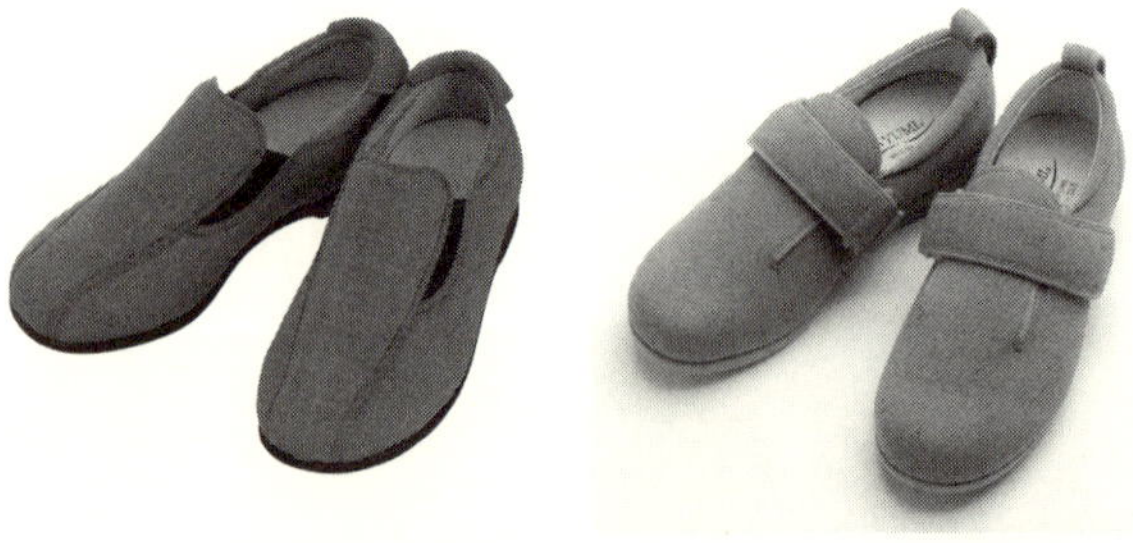

写真６　左：ズック式靴（あゆみモカスリップオン・徳武産業㈱）
右：マジック式靴（あゆみダブルマジックⅢ・徳武産業㈱）

靴が必要でないこともまた事実です。このような方に対しては足の保護や防寒目的、また介護する方が履かせやすい靴などを選択すると良いでしょう。高齢者が増えた現在ではそういった靴の選択肢もずいぶん増えました。

また、関節が硬く手を足まで届かせることが困難な高齢者や、リウマチ等で手を使うのが困難な方にはヒモ靴は適していません。ヒモ靴を手を使わずに履けるよう、ヒモを緩めにしていては逆に足に悪影響を及ぼしかねません。そのような方には無理にヒモ靴を選択するのではなく、ズックやマジック式やチャック式の靴など、手を使わないもしくは手の複雑な動きを必要としない靴を選択するのが良いでしょう（写真6）。

第3章

今日からはじめるフットケア！

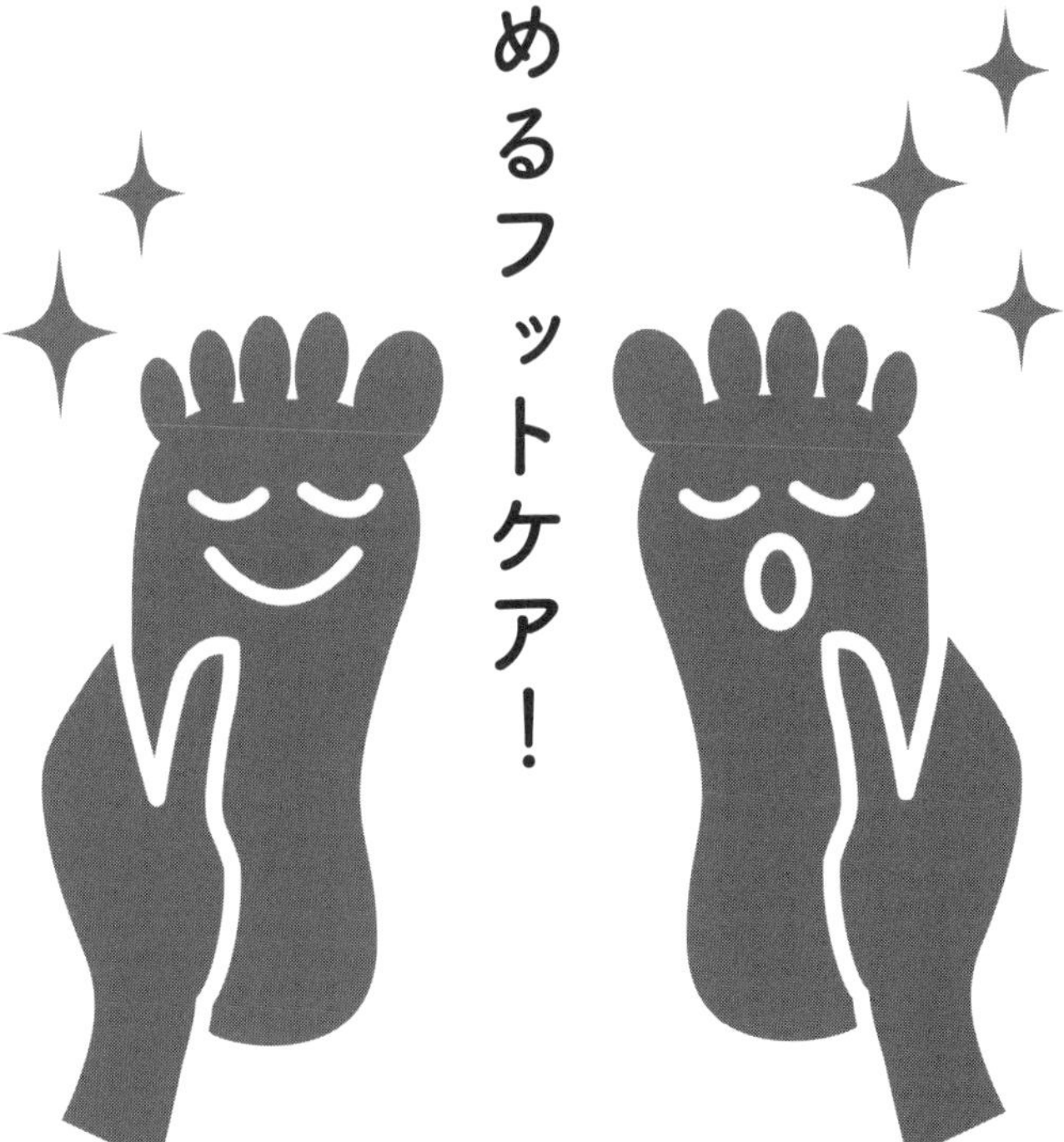

毎日のフットケア（足のお手入れ）と注意点

佐賀大学医学部形成外科・技術補佐員看護師
足病NsIshibashiメディカルoffice代表
医療法人たけうち　六本松　足と心臓血管クリニック（非常勤看護師）
石橋　理津子

人は、1歳前後から「足」を使い、「歩く」という動作を始めます。私達は日常生活上、何気なく「足」を使っていますが、歩く為に「足」は様々な役割をはたしていることをご存じでしょうか？　私達の身体を支え、歩くときの衝撃を吸収し、更に歩く環境情報を脳へ伝達し、安全に歩けるようバランスを取ってくれています。しかし、この「足」には歩行する度に体重の1.2倍の荷重がかかると言われており、ランニングでは3倍、ジャンプをすると実に5倍の荷重がかかっています。何気ない動きをいつまでも確保するためには、「足」のお手入れはとても大事なことです。

さて、皆さんは正しい足のお手入れ方法を知っていますか？　あなたのお手入れ方法は本当に足にとって良い方法ですか？

毎日のフットケア（足のお手入れ）とは？

人は、誕生したその日から、産湯という入浴を行います。それから日常的に入浴を行います。この行動は身体の清潔を保つ目的と、心身のストレスを取り除く効果もあります。その際、全身を洗うということは、「足」も含めた全身の清潔セルフケアであるといえるでしょう。しかしこの時、足の趾を1本ずつ丁寧に、踵や足の裏を見ながら洗っていますか？　全身を洗う流れで、足も簡単に洗っているのではないでしょうか。

足は、常に地面に接している部位となります。靴下や靴、室内ではスリッパを着用している方も多いかもしれません。または室内では裸足という方も少なくないでしょう。このことを考えると、足は常に汚染される環境にあると言えるでしょう。足のトラブルは年齢を問わず、臭いで発生することもあります。

また、糖尿病や人工透析を受けておられる方々は、「足病変」という疾患のリスクが高いと言われています。これらすべてが、毎日のフットケア（足のお手入れ）によって予防することが出来るのです。

「足を見る」

日常的に酷使されている「足」を眺めてみたことはありますか？

窮屈な靴を履いているとするならば、足全体が圧迫されていることでしょう。大きな靴を履いているとするならば、歩く度に靴の中で足がずれて、足先がぶつかって衝撃を受けていることでしょう。また、全身を支える役割を持っている踵は、常に強い刺激をうけています。このため刺激から皮膚を守るために角質が厚くなり、そのまま放置していると固くなってしまいます。踵の亀裂はこれが原因となります。

毎日足を見ることで、これらの情報をキャッチすることが可能です。亀裂や衝撃による外傷にいち早く気づく為にも、毎日足を見ることは大事なことです。また趾の間は蒸れやすく、常に隣の趾と密着しています。汚れも溜まりやすい場所です。足の裏、踵、趾の間も入念にチェックしましょう。

「足浴」

入浴温度は一般的に、40～43℃のお湯が適温と言われています。これは温熱作用によって皮膚や筋肉の血液循環を良くし、心機能を亢進させ、全身の代謝を高める効果があるからです。では、足だけ洗う場合の温度は何度が適温でしょうか？　足は身体の末端に位置するため、冷えを感じやすくなります。冷え性の方が、手先や足先に冷えを感じるのも、このことからといえます。ということは、身体の中心部分よりもお湯の温度は高く感じる場所といえるでしょう。従って、足だけを洗う場合は、入浴温度よりやや低めの38～40℃が適温となります。一般的に足浴と言われていますが、足浴の効果は副交感神経機能が高まり、リラックス効果をもたらし、末梢循環を良くすると言われています。冷え性などでお困りのかたには効果的と言えるでしょう。

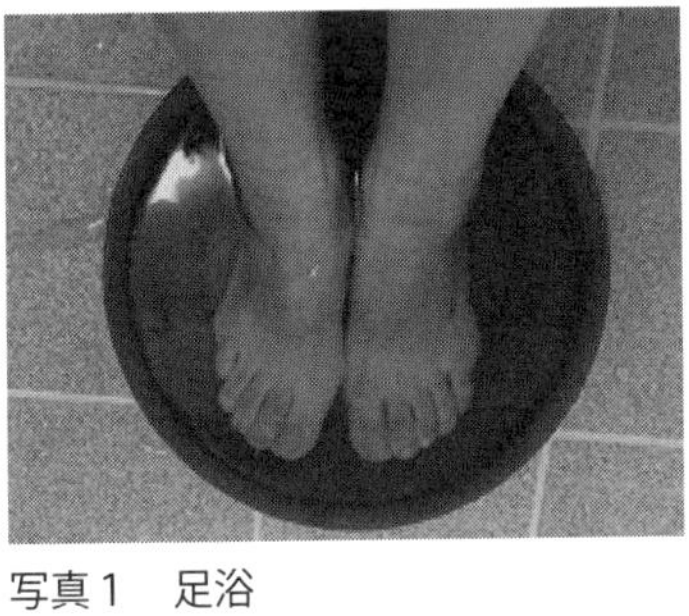

写真１　足浴

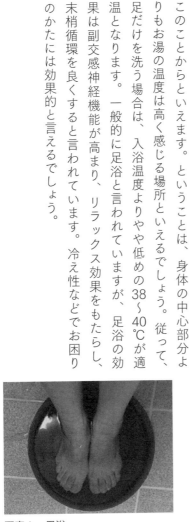

「足を洗う：石鹸」

入浴時の身体を洗う石鹸は何を使っていますか？　一般的に弱酸性の石鹸が肌には良いと言われていることが多いようです。では何故、弱酸性が良いと言われているのでしょうか？　これは肌のペーハー（pH）が弱酸性だからです。肌への刺激が少ないためと言われています。

しかし、足の場合はこれに値しません。足の裏には厚い層の角質が存在しています。足を洗う目的は足を清潔にする、臭いを取ること等が挙げられます。であれば、洗浄力の強い石鹸を選択したほうが効果的と言えます。石鹸の多くは弱アルカリ性です。肌に刺激を与え、角質の肌サイクルを促します。また高い洗浄力を持ち泡を作る力が強いため、足を洗う目的に合っていると言えるでしょう。

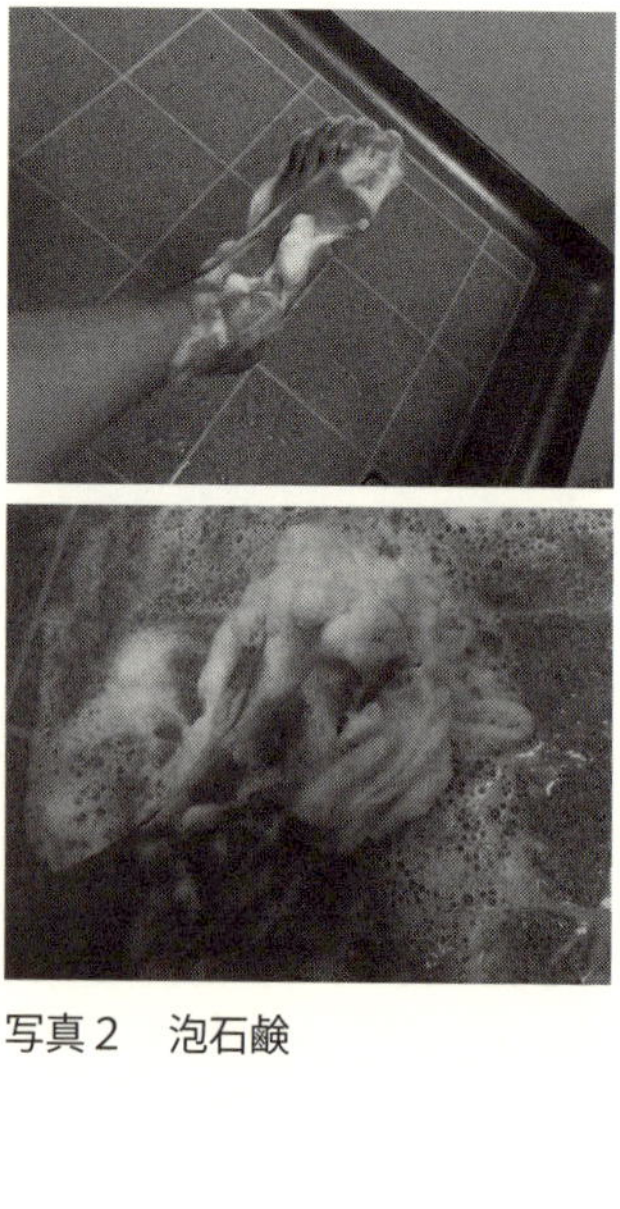

写真２　泡石鹸

「足を洗う：道具」

足を洗う時は何を使いますか？　身体を洗ったタオルでそのまま足も洗います、と言う方が殆どでしょう。では踵が固いときどうしますか？　ゴシゴシと力を入れて洗う？　軽石を使うという方も多いようです。これは逆効果です。これらは皮膚表面に細かい傷を付けていることになります。この細かい傷から雑菌が繁殖し、「足が臭い」一因となっていることも少なくありません。

足を洗う時は、石鹸を良く泡立て優しく、趾の間も丁寧に洗いましょう。洗ったあとは、足趾間部も丁寧に水分が残らないよう柔らかいタオルを用いて拭き取りましょう。

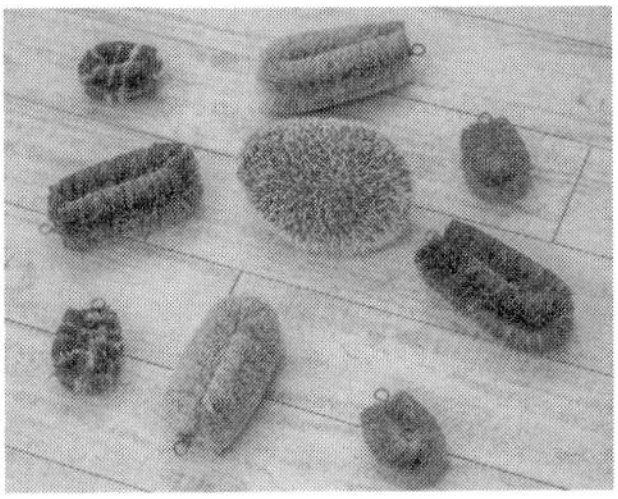
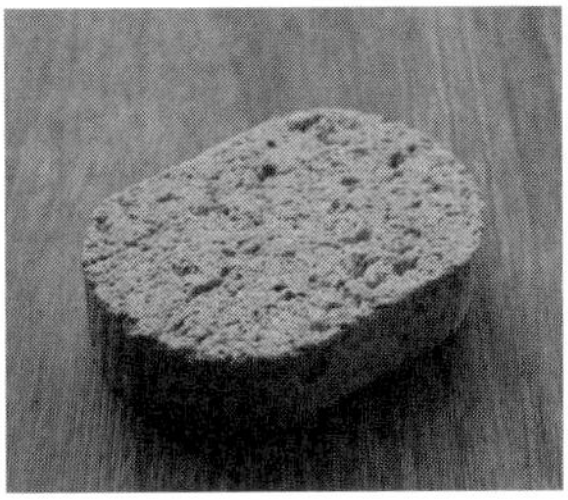

写真３　たわし・軽石はNG

「爪のケア」

爪を切る時、白い部分をすべて切り取ってしまわないといけないと思っていませんか？

爪の端が引っかからないように、端を切り込んだりしていないでしょうか？　これらはすべて巻き爪の原因になる切り方です。正しい切り方は、スクエアカットと呼ばれています。このスクエアカットは足趾の先端にあわせて角を切り落とさず、足趾の形に沿って切る方法です。正しい切り方を行うことで、爪のトラブルを回避することが可能です。

私達が日常的に行っている爪切りですが、爪を切る度に爪の断面が痛んでいることをご存じでしょうか？　爪を切る際、爪に衝撃が加えられ、目には見えない細かいヒビが入っています。そのヒビを放っておくと二枚爪の

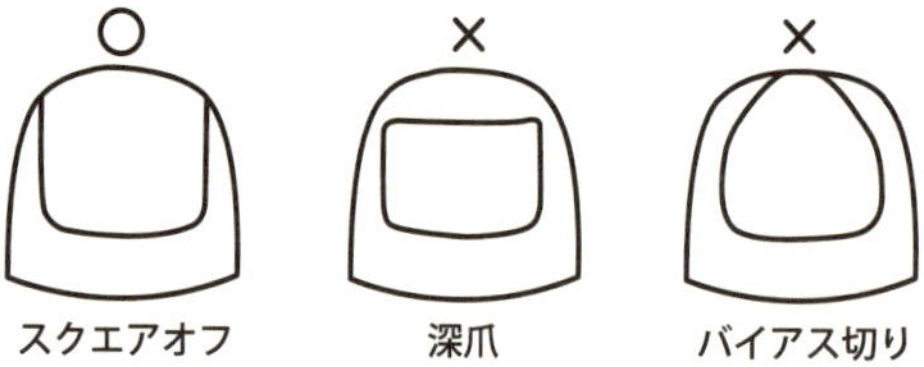

図１　正しい爪の切り方

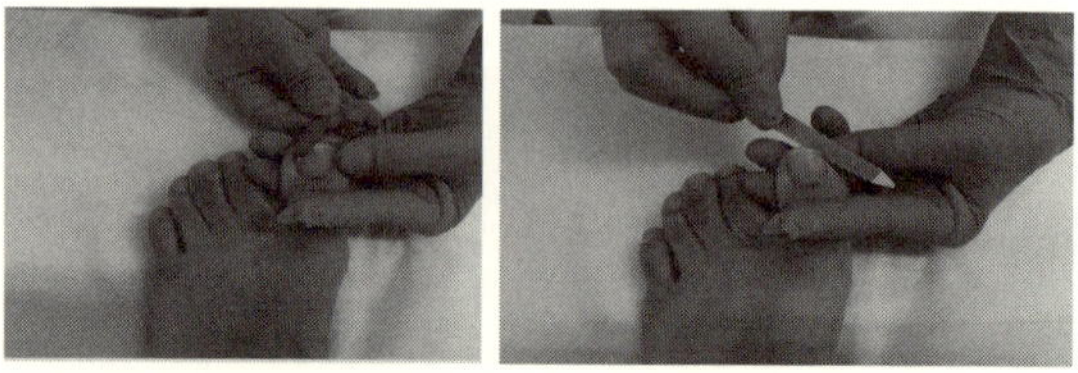

写真４　ヤスリのかけ方

原因になったり、乾燥して割れやすくなったりします。

それらを防ぐ為には、爪ヤスリでしっかりと爪の断面を整えることをお勧めします。ヤスリをかける場合は、左右にゴシゴシとかけず、一方向にかけるようにしましょう。爪の両端と先端をかけていきます。爪の端を削る場合は、爪端の下を削る感じでかけていきます。先端部分は中央から先端の方向に縦にかけていきましょう。

「角質ケア」

先述したように、足の踵は日常的に衝撃を受け、角質層が厚くなっています。この角質を放置していると、亀裂を起こし痛みが起こります。このようなトラブルを回避するためにも常日頃から踵のケアを行いましょう。現在、踵の角質ケアグッズは様々な物がありますす。では、どれを使えば効果的なケアが出来るのでしょうか？

① レヂューサ：角質専用のヤスリ
入浴時に軽く水分を拭き取り擦ることで角質が除去出来ます。擦ることで角質が消しゴ

ムのカスのように落ちてきます。擦れば擦るほど落ちるため、擦りすぎてしまう恐れがあります。毎日30秒ほど優しく擦る程度にしておきましょう。これは病院で行われるフットケアでも使われています。また他の人との共有はやめましょう。白癬菌などの感染の恐れがあります。

②　角質ピーリング

スクラブタイプや石鹸タイプ、靴下のように装着し、角質を軟化させ古い角質を取り除く効果があります。商品によっては肌に合わない場合もあるので注意しましょう。

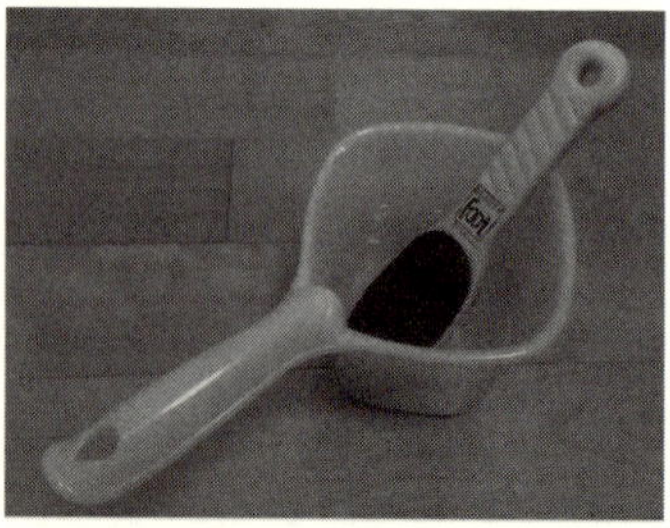

写真5　レジューサ

③　スキンケア

スキンケア用品を用い、日頃から角質が角化しないケアを行う事が大事です。

入浴後5分以内が良いとされていますが、実際には入浴1分後と1時間後で保湿効果に差はないとされています。ただ、入浴直後は清潔なので、習慣にするにはよいタイミングと言えます。1日2～3回塗ると効果的です。

ワセリンは安価ですが、ベタ付きが問題となります。この場合はしっかり塗り込み最後にティッシュなどで拭き取りましょう。皮膚の表面を覆って、身体の中から出てくる水分を逃がさない役目をしてくれます。ワセリン自体に保湿効果はありませんのでご注意ください。

クリームやローションは、天然保湿因子と水を補いながら皮膚表面を覆ってくれます。乾燥肌の人や高齢者などは、ワセリンでは保湿効果が足りないことがあるため、クリームやローションを使うと効果的です。ワセリンに比べてクリームやローションの方が皮膚への浸透性は高いといわれており、バリア機能が低下した肌の方はローションを選択されるといいのかもしれません。

また、尿素系クリームは、タンパク質を分解し、角質を柔らかくする効果があると言われています。長期に使用することで、肌のバリア機能を損なう恐れがあ

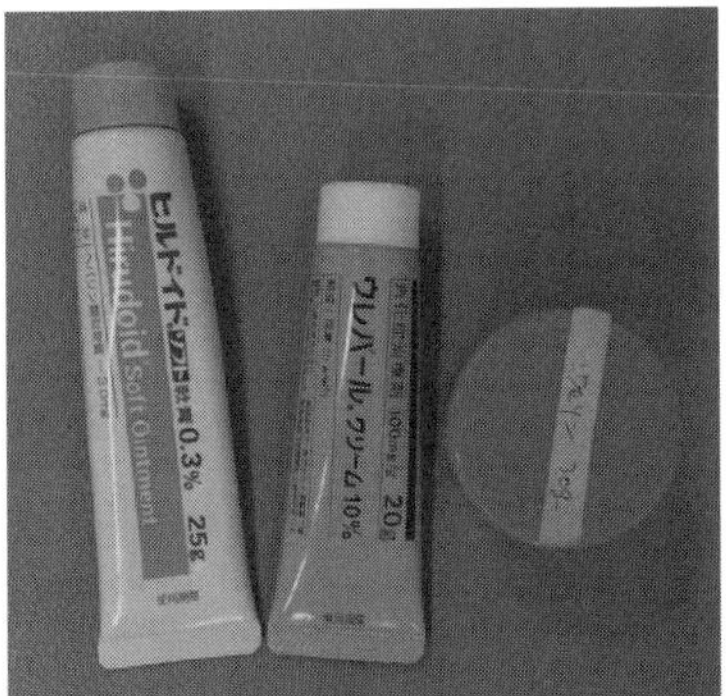

写真6　病院で使われるスキンケア用品

るため、角質が柔らかくなったら、他の保湿剤に変更したほうが良いでしょう。

一生使う「足」を守るということは、日常生活を守るということではないでしょうか？「足」のトラブルによって歩くことを拒む高齢者も少なくありません。普段何気なく使っている「足」を労る事によって、健康寿命が延びることは間違いない事実であることを今一度考えてみてはいかがでしょうか？

シューフィッターによる正しい靴選び

シューズクラトミ　代表取締役社長
シューフィッター・ウォーキング指導員
倉冨　英史

お出かけ前などに！　簡単な靴のセルフチェック

「自分の靴をチェックしよう！」（Ｐ１０９）の項で、足にトラブルがない方にも参考となる有益な情報が多く掲載されていましたが、本項では誰でも簡単にできるセルフチェックの方法を取り上げたいと思います。

日常履きの靴の変化を確認する

「仕事で１日身につける靴」「旅行で快適に歩ける靴」など、長時間の着用を前提として、

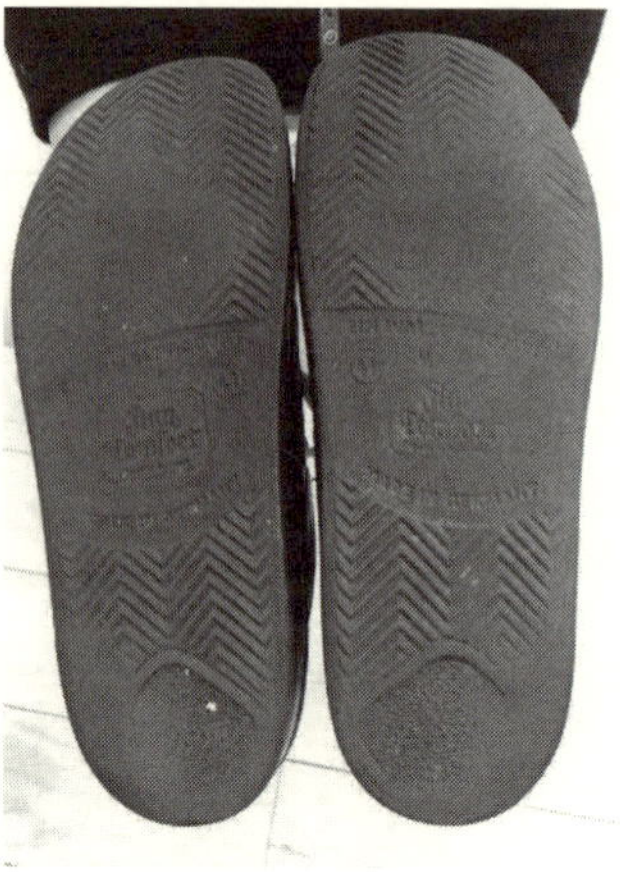
写真1　靴底がすり減っている靴

快適性にもこだわった一足。お気に入りで、いつでも履きたくなってしまうかもしれませんが、使用頻度と共に靴は変化していきます。

その変化に伴い、履き心地も下がり、また、形状が変わることで歩行自体にも影響します。

このような場合は靴の買い替えか、修理をお勧めいたします。

靴において一番変化が出やすい場所は「靴底」です。ここに歩き方や体重のかけ方など、いろいろな情報が集まってきます。注目していただきたいのは「靴底がすり減りすぎていないか？」「その減りに左右差はないか？」です。

靴底のすり減りで左右に差が出た靴は、当たり前ですが歩き方にも大きく影響します。左右差があまりにも強い場合は、体からのトラブル発生のサインかもしれません。

次に変化の出やすい部分は「靴の踵部分・カウンター」と言われる箇所です。靴のこの部分を踏んで履いてしまう方を見かけますが、そこには大きな弊害があります。踵を踏んでしまうことで、その部分が前に倒れて靴内のサイズ自体が小さくなってしまいます。その結果、十分な足指などの空間が取れなくなってしまい、歩行に影響します。

また、踵には踵骨と言われる大きな骨があり、靴の踵部分のカウンターというパーツはその骨を固定する役割を持っています。このカウンターが歪むと靴内で足がぶれてしまい、膝や腰の可動にも悪い影響を与えることになります。

最後に見て頂きたいのは「靴の履き口とつま先部分」です。

履き口の開き方に左右差はないか？　つま先の減りに左右差はないか？　靴の傷む場所としても、比較的遅めに変化してくる部分です。靴内の足の固定・歩行や蹴り出しなどの状態が見て取れます。

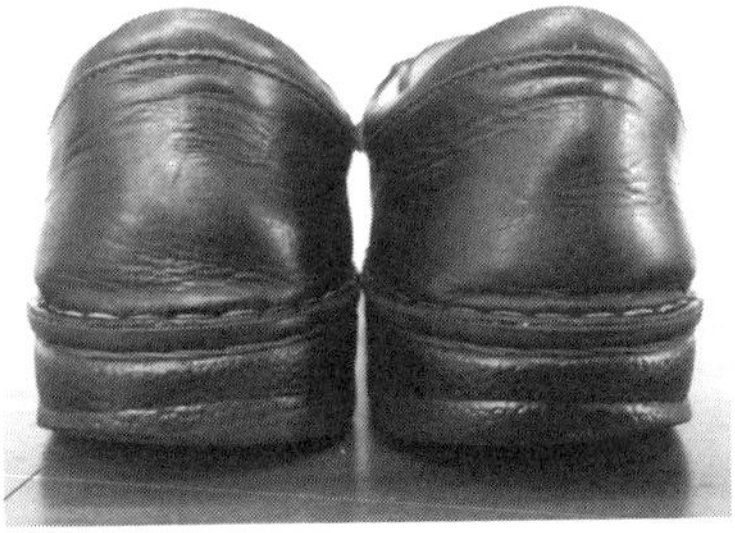

写真２　踵がすり減った靴

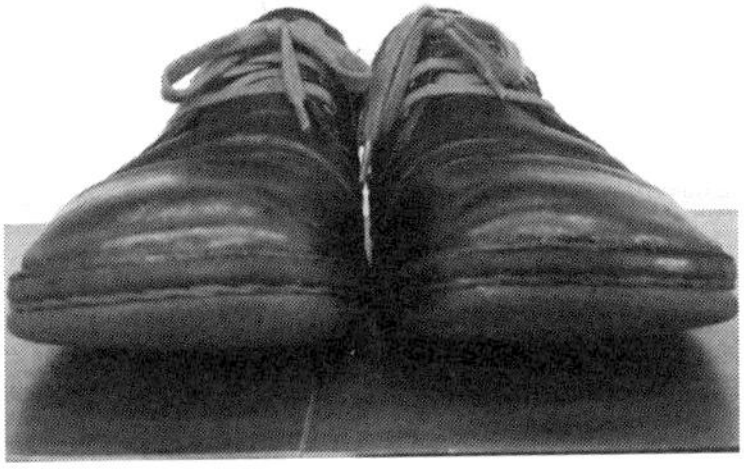

写真３　つま先がすり減った靴

何気なく、靴を手にとって見ていただくだけでも、足もとには、健康に生活するためのたくさんのヒントが隠されています。

靴からの体へのサインを見逃さないようにしてあげてください。

目的で靴を履き別けましょう

靴は装いの為の重要なアイテムであり、一般的には自分の好きなデザインを優先してしまいがちです。

心情的にも理解できるところですが、「デザインで履く靴」と「身体をサポートする靴」の違いを理解して使い分けることで、「足もとからの豊かな生活へのヒント、そして、装いの美しさ・楽しさ」があると思います。

私がシューフィッターとしてお客様のご相談に当たる上で、一番に申し上げるのは、「靴のデザインにはそれぞれに意味がある」ということです。以下、それぞれの靴の解説と、転倒の可能性について述べていきます。

① パンプス・ファッションシューズ

パンプス・ファッションシューズの代表的な構造にヒールが挙げられます。ヒールの役割は「ヒールの高さで脚を長く」・「ふくらはぎを緊張させ、脚を細く」・「膝を真っ直ぐにして、脚を真っ直ぐに」などが挙げられます。

また、靴の形状自体も実際の足の形状に比べると、タイトな造りで美しさを演出します。

足自体の形状を変化させ、機能性を制限する事でそれを実現します。

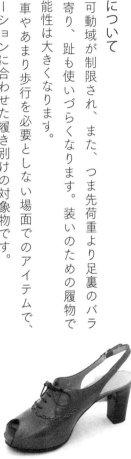

写真４　パンプス・ファッションシューズ

▼転倒について

関節の可動域が制限され、また、つま先荷重より足裏のバランスも片寄り、趾も使いづらくなります。装いのための履物で転倒の可能性は大きくなります。

移動に車やあまり歩行を必要としない場面でのアイテムで、シチュエーションに合わせた履き別けの対象物です。

②　スポーツシューズ（競技靴）・ランニングシューズ

これはいわゆるスポーツショップにあるものですが、全く特性が違うので別ける必要があります。

・スポーツシューズ（競技靴）は、特定のスポーツに対して、その競技に最適な動きをすることを目的に設計されています。その意味ではサポートでなく、「より速く・より強く・より高く（結果を出す）」を目的とします。

・ランニングシューズは、一般用とレース用では全く違う構造となっています。例えばレース用は、耐久性やクッション性を捨てることで軽量化を実現しています。

つまり、鍛えていない方が履くと、逆に身体には悪影響となるかもしれません。

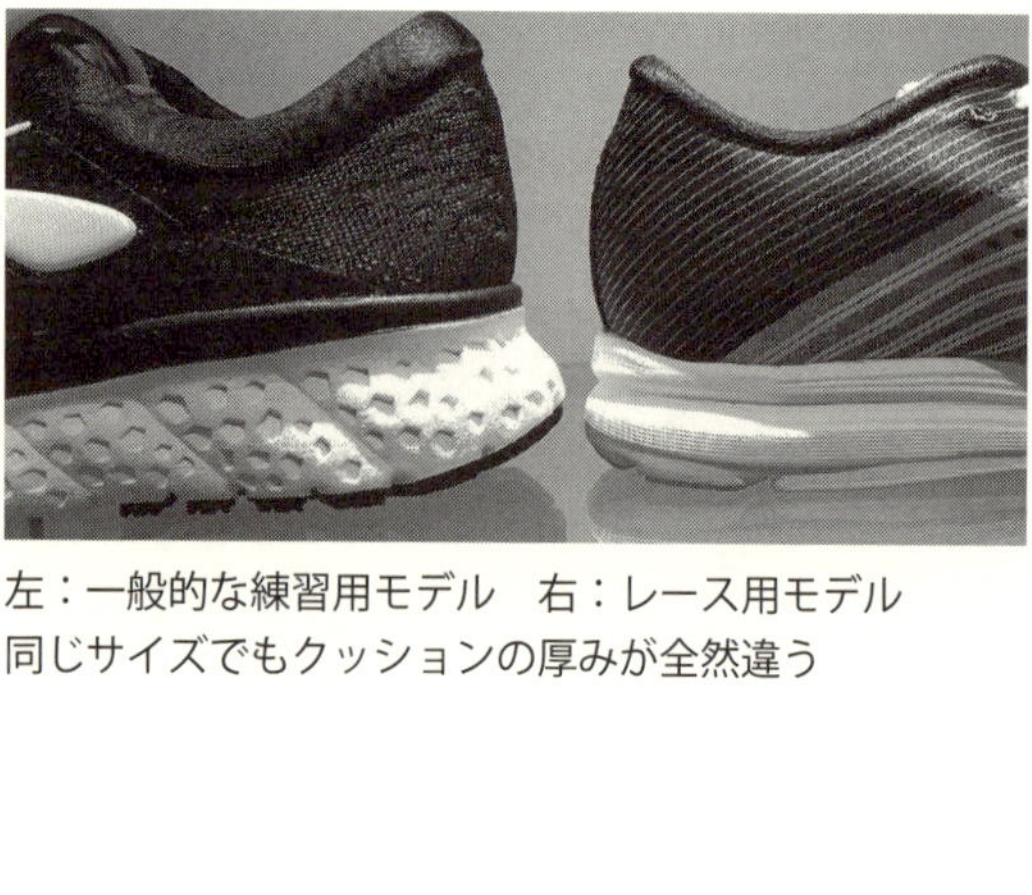

左：一般的な練習用モデル　右：レース用モデル
同じサイズでもクッションの厚みが全然違う

▼転倒について

競技靴については、特定の動きに優位になるように作られているため、転倒防止の可能性が高くなります。できれば、避けたほうが良いと思います。

また、ランニングシューズについては、前述のような理由でその靴の特性の見極めが必要となります。しかし、軽くクッション性の強いランニングシューズは、生活のシチュエーションの中で楽しさを与えてくれる存在です。

ヒント…ランニングの「走行」とは、両足とも地面より浮いた状態が発生するので、軽い靴が求められます。ウォーキングの「歩行」は、片足は地面についた状態で、振り子のように足を繰り出し続ける連続なので、足先に適度な重さがあるとより安定します（関節にトラブルがある方はこの限りではありません）。

③　ウォーキング・コンフォートシューズ（健康靴）

硬いアスファルトなど、日常生活での安定性を目的に設計されます。また、デザインは足の機構を阻害しない「足なり」のものが大半で、中敷（インソール）と言われる足裏のバランス分散を目的としたものが多くにセットされています。

・ウォーキングシューズは、一定の歩幅で長時間歩き続けることを目的としたスポーツ的な要素を含んでおり、歩く距離、足もとのシチュエーションによって、様々なモデルが存在します。

・コンフォートシューズは、安定性をテーマとして設計されており、立つことと歩くことへの2つがうまくミックスされています。また、歩行自体を靴底のカーブ形状でコントロールする「ローリングソール」と言われるモデルもあり、主に歩行の導きを目的としています。

▼転倒について

靴のテーマから考えて、転倒防止の観点からは最適と言えます。また、前述の中敷きをオーダータイプに変えたり、靴

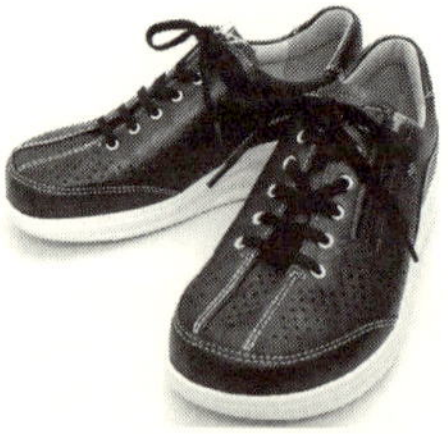

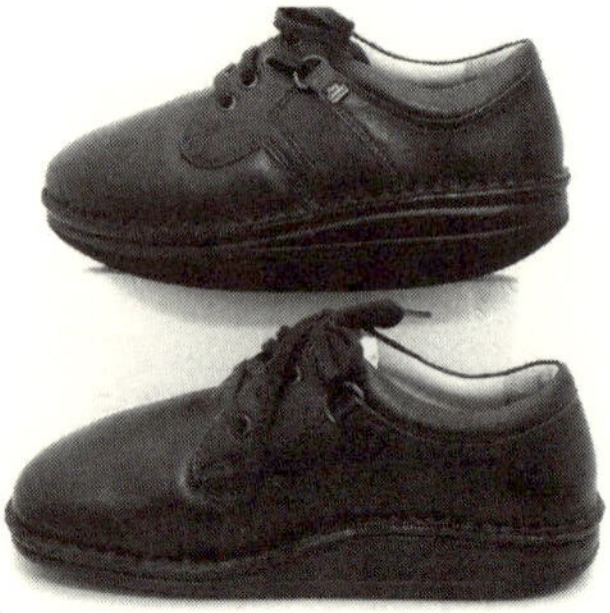

右上：ローリングソール
右下：一般的なソール
上：ドイツ製コンフォートシューズ

自体を加工調整することで、足の個性や個別のお悩みに対応することが可能です。

以前はしっかりと足を固定するために「紐靴タイプ」ばかりでしたが、紐の横にチャックが付いたタイプやマジックテープ式など、日常生活に配慮したモデルが主流となっています。デザインも季節感や配色など、各メーカーで様々なものが毎年提案されています。

ヒント…コンフォートシューズは耐久性や快適性の観点より、「革」を使用したものが多く、そのために価格も一般的なスニーカーより高価ですが、様々な「修理」に対応しています。その為、ランニングコストとしては、使い捨ての他のジャンルと比較しても優れています。

足のサイズと靴のサイズについて

足のサイズ（足長）を正確に知りたい場合は、「フットメジャー」と言われる専用測定器があります。価格も３０００円程度なので、誰でも正確なサイズ（足長）にプラスして「足囲（ウイズ）」の計測も可能です。

また、機材を購入しなくてもサイズ（足長）は簡易的に計測が可能です。以下が、機材が無い場合のサイズ測定方法です。
①足の長さより、大きな紙を二つ折りします
②踵の一番突き出した部分と紙の端をあわせて立ちます
③踵の中心と二つ折りの線が、趾の第二趾（手で言う人差し指）に直線でつながるようにします

・第二趾が長い場合↓紙の端と第二趾の先端の距離がサイズとなります
・第一趾（親指）が長い場合↓紙の端と第一趾の先端を二つ折りの線にスライドさせ、その距離がサイズとなります（下図参照）

しかし、今回は「転倒予防」の観点より、「足のサイズと靴のサイズは違う」という事をご案内したく思います。

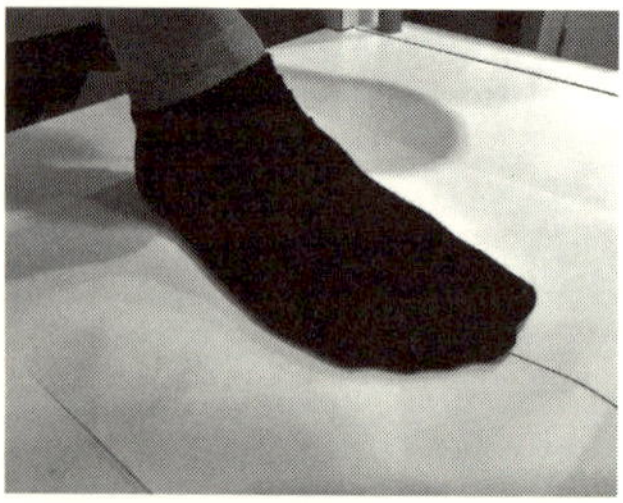
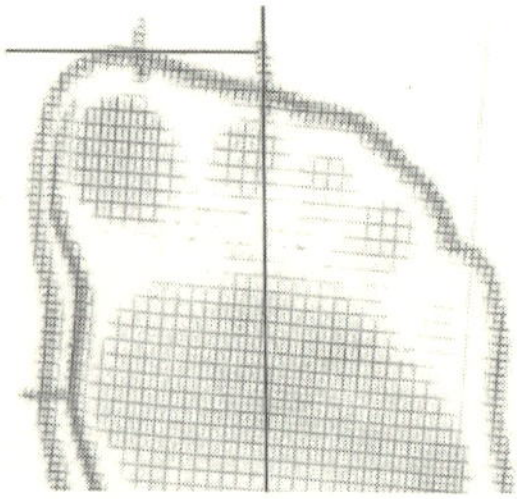
左：簡易的な計測方法　右：第一趾（親指）が長い場合の計測方法

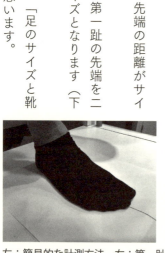

つまり、せっかく正しい足のサイズを計測したとしても、それが正しい靴選びに結びつかないのであれば、「転倒」の可能性は大きくなります。

靴のサイズには大きく2つの表記方法があります。

靴に「25・0㎝」と表記がある場合は、次の2つが考えられます。

A：足のサイズが25㎝の方用の靴

B：靴内の長さが25㎝であるという表記

靴には「捨て寸」と言われる、つま先の余裕が必要となります。これは歩行中に靴が地面を蹴り出す際に、靴自体が屈曲し「短くなる」事より、実際のサイズより「1～1.5㎝」大きく取ることで、その「短くなった分」を解消するためです。

A：足のサイズが25㎝の方用の靴　↓　最初から「捨て寸1～1.5㎝」がプラスされている。実際の靴内の長さ26～26・5㎝となる。

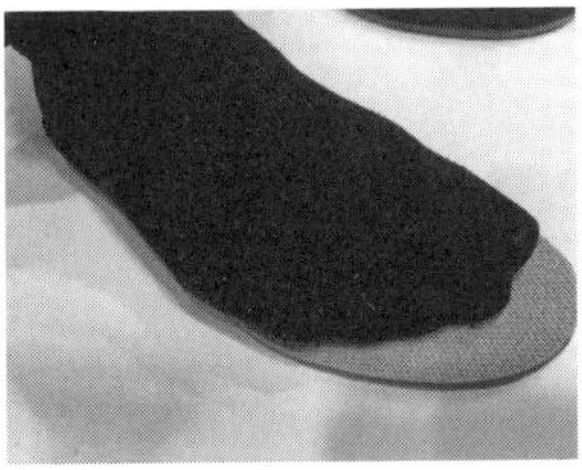

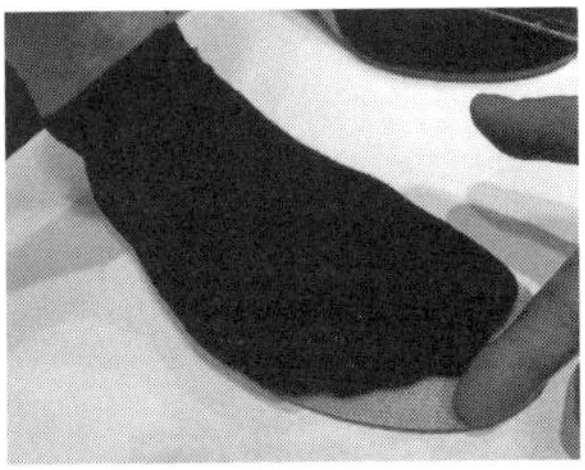

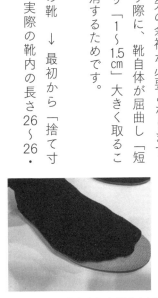

左：踵の一番突き出した部分と紙の端をあわせて立つ
右：つま先に指1本分ぐらいの捨て寸が必要

B：靴内の長さが25㎝であるという表記　↓　実際のサイズに「捨て寸1～1.5㎝」をプラスする。実際の靴内の長さ25㎝（この場合に足のサイズが25㎝の方が、選ぶべき靴のサイズは「26～26・5㎝」）。

これは中敷きが取れるタイプの靴であれば、目で確認することが可能です。この方法だと、サイズ以外に「足幅と靴幅の適合」の確認も可能です。

ヒント…捨て寸が正しく取られていない場合

・「捨て寸が短い・無い」↓　趾がすぼまった状態となり、正しい蹴り出しが出来ない（転倒の可能性）

・「捨て寸が大きすぎる」↓　踵が抜け、また、靴内で足裏が滑る・趾が使いにくくなる（転倒の可能性）。

転倒の観点から靴を見た場合、サイズが適正であることは「絶対」です。また、足に合わない靴は転倒以外にも、痛みや

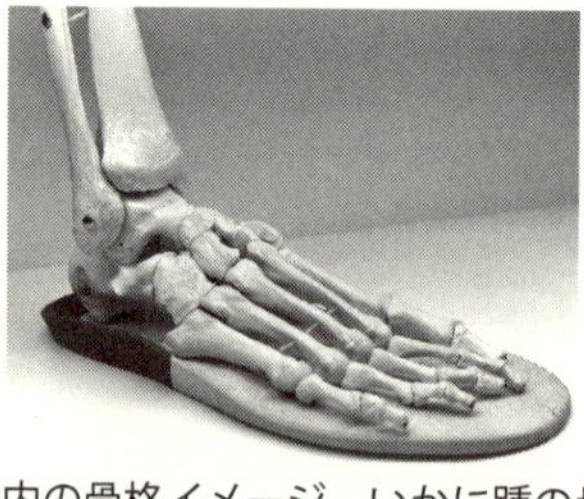
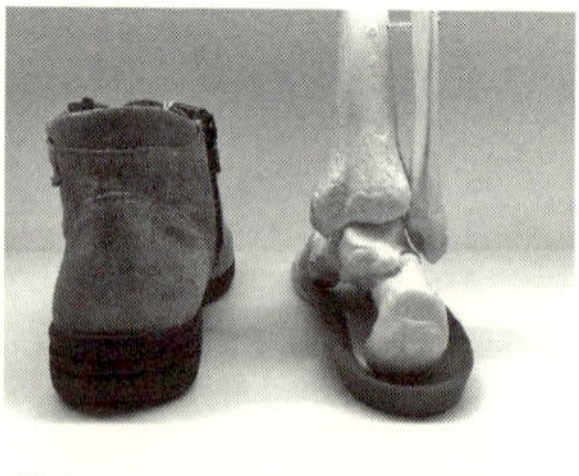

靴内の骨格イメージ。いかに踵の骨が大きく、その固定がバランスや安定した歩行を促す為に重要なのかが解る

疲れの原因となり、外出自体を阻害しかねません。

しっかりと足を固定できる靴を履く

お子様に正しい靴の履き方の教え方に「カカト、トン！トン！」があります。これは、多くの大人の方にも共通する大きな意味があります。踵をしっかりと固定することで、次の効果があります。

・靴内の足のズレ、滑りを防止し、趾を使えるようにする
・踵の倒れからくる足裏のブレを防止し、足自体や膝腰の負担を減らす
・歩行自体の安定性に貢献

靴紐を締めることは多くのメリットがあるのですが、一般的に高齢者の方はその靴紐を締めるために「身体を曲げる」

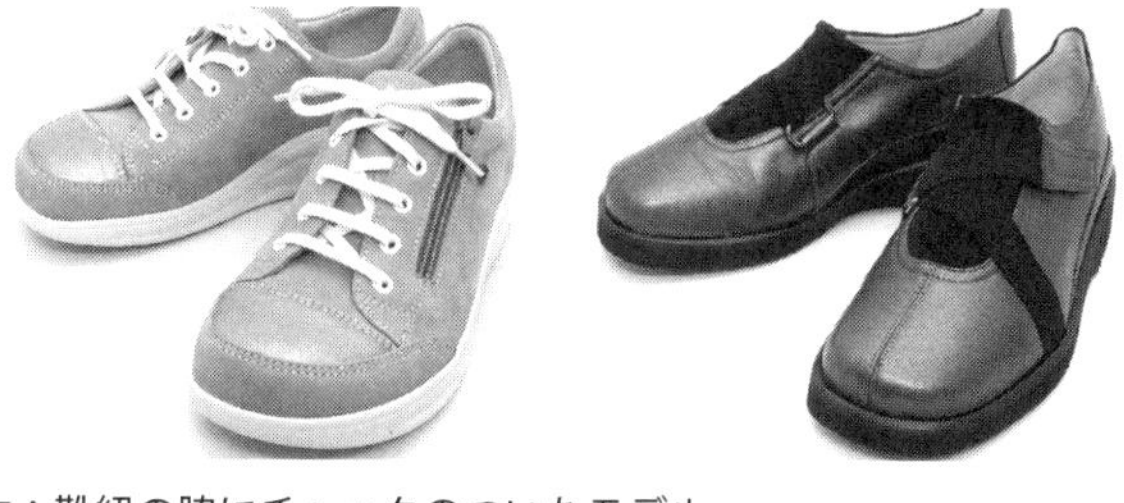

左：靴紐の脇にチャックのついたモデル
右：マジックテープ式のモデル

ことを嫌がり、緩いまま靴をつっかける方が多く見られます。それは、「転倒」の大きな要因となり、せっかく正しいサイズやそのシチュエーションで靴を履き別けても、意味のないものとなります。

日本では脱ぎ履きの機会も多く、そのライフスタイルに合わせた「靴紐の脇にチャックのついた靴」や「マジックテープ式の靴」など、着脱と固定を両立させたモデルも多く販売されています。

このようなモデルを使って頂くことで、簡単な手間で転倒を防止でき、外出やウォーキングなどを楽しむことが可能です。

高齢者のための靴選び　～最適な靴で転倒リスクを軽減～

高齢者の「転倒」は、骨折などの重大なトラブルと直結しやすく、またそれはその後の生活にも大きく影響します。

厚生労働省の「国民生活基礎調査（平成28年）」によると、介護が必要となる原因のな

要介護度別にみた介護が必要となった主な原因の構成割合

	総数	要支援者	要支援1	要支援2	要介護者	要介護1	要介護2	要介護3	要介護4	要介護5
総数	100.0	100.0	100.0	100.0	100.0	100.0	100.0	100.0	100.0	100.0
認知症	18.0	4.6	5.6	3.8	24.8	24.8	22.8	30.3	25.4	20.4
脳血管疾患（脳卒中）	16.6	13.1	11.5	14.6	18.4	11.9	17.9	19.8	23.1	30.8
高齢による衰弱	13.3	16.2	18.4	14.2	12.1	13.6	13.3	12.8	9.1	6.7
骨折・転倒	12.1	15.2	11.4	18.4	10.8	11.5	10.9	8.9	12.0	10.2
関節疾患	10.2	17.2	20.0	14.7	7.0	10.7	7.0	6.4	4.0	1.1
心疾患（心臓病）	4.6	6.7	5.8	7.4	3.8	4.3	4.3	3.3	4.2	0.9
パーキンソン病	3.1	2.4	1.6	3.2	3.4	2.8	3.7	3.2	4.2	3.5
糖尿病	2.7	3.3	3.0	3.6	2.4	2.6	2.5	1.9	3.7	0.9
悪性新生物（がん）	2.4	2.0	1.5	2.3	2.7	3.0	2.5	2.1	1.4	5.5
脊髄損傷	2.3	2.5	2.9	2.1	2.2	2.0	1.3	2.5	2.3	4.4
呼吸器疾患	2.2	2.1	3.0	1.3	2.3	2.9	2.6	1.0	1.9	2.3
視覚・聴覚障害	1.3	1.8	1.7	2.0	1.0	1.1	1.2	1.3	0.9	-
その他	8.2	9.2	9.1	9.3	7.7	7.3	8.2	5.4	7.0	12.3
わからない	1.1	1.4	1.1	1.6	0.8	1.1	0.6	0.9	0.2	0.9
不詳	2.0	2.3	3.3	1.4	0.7	0.6	1.2	0.3	0.6	0.2

注①「総数」には、要介護度の不詳を含む
②熊本県を除いたものである

厚生労働省「国民生活基礎調査（平成28年）」より抜粋

かで「骨折・転倒」は、「認知症」「脳血管疾患」「高齢による衰弱」に次いで、4番目となっています。

転倒は他と比較して、自分で工夫し防ぐことが出来ると思います。転倒を招く要因として、次の2つが考えられます。

①高齢化した身体の変化に伴う、内部的なもの（筋力の低下や可動域の制限など）
↓トレーニングなどの体作りを行い、回避する
②足もとの状態や障害物による、外部的な要因
↓転倒しにくい環境（床や手すりなど）を整備し、回避する

靴は使い方次第で、この両方に大きく貢献できる存在です。しかし、その選択を間違うと、転倒自体を助長する「凶器」ともなりえます。

ヒント…「国民生活基礎調査（平成28年）」の第5位に「関節疾患」が入っています。外反母趾や膝のお悩みで来店されるお客様は多く、最適な靴選びはこの項目にも大きく貢献できる存在であると言えます。

足と靴の専門家「シューフィッター」

足と靴の適合や履き別け、履き方について述べてきましたが、実際には多くの例外や注意すべき点が存在します。例えば、

- 靴のサイズは左右同じだが、実際の足のサイズは均等ではない
- 外国製の靴は必ずしも、「センチ」に変換できない
- つま先の形状や靴底の規格など、デザインや製法でサイズやフィット感は変化する

この1つ1つの解決が、高齢者の日常での転倒予防の大きなヒントとなるものです。

日本にはシューフィッターという足と靴の専門資格があります。その目的は「お客様の健康管理の一翼を担うとの自覚に立って、足に関する基礎知識と靴合わせの技能を習得し、足の疾病予防の観点から正しく合った靴を販売するシューフィッティングの専門家」となっています（一般社団法人　足と靴と健康協議会ホームページより）。

代表的なシューフィッター養成機関である、一般社団法人 足と靴と健康協議会（ＦＨＡ）の初級資格であるプライマリー認定者は、全国に２８４０名（２０１８年12月現在）存

在します。

また、その上位資格に上級（バチェラー）シューフィッター323名（2018年12月現在）が存在します。

同団体のホームページより検索出来ますが、大きな都市だけでなく、地方の街にも有資格者が存在します。気軽に自分の足と靴についてを相談できる存在ですので、ぜひ、シューフィッターの知恵と技術を活用されてみてください。

シューフィッターは「正確な足の計測と靴の提案」はもとより、前述のような例外事項への「技術的な解決」も含めて、その学びから一人ひとりの足もとよりの健康な生活に貢献できる、身近な存在であると言えます。

シューフィッターのロゴ

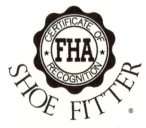

楽しい、正しいウォーキングのすすめ

福岡大学病院　リハビリテーション部
松田　拓朗

身体不活動パンデミック

文明の発達と共に、身体を動かさなくても生活できる時代へと世界が成長しています。それに伴い「身体不活動」が世界的に大流行しており、現在大きな問題としてあげられています。世界中の女性の4人に1人、男性の5人に1人がＷＨＯの掲げる運動習慣を満たしていないことが報告されており、まさに世界は身体不活動パンデミックな状態なのです（The LANCET.2018）。２００９年のKatzmarzykらの研究報告によると、1日のうちほとんどの時間座っていない人と比較して、座っている時間（不活動時間）が長い人ほど累積生存率が低下することが報告されています。

２０１９年の糖尿病治療ガイドラインにおける身体活動の指針では、「連続する不活動時間を減少させることが重要であり、少なくとも30分毎に座っている状態を中断することが必要である」という活動を推奨しています（Standards of Medical Care in Diabetes.2019）。不活動状態である長期臥床は、様々な身体機能の低下を引き起こし、廃用の促進、そして筋量が減少することも研究報告されています（Hikada et al.1989）。

これらの研究報告から、人として不活動な状態は身体に多大なる悪影響を及ぼす事が理解できます。つまり、この不活動時間を減らすことが健康への近道になるということなのです。

筋肉の減少は加齢のみが原因ではない！

一生自分の足で歩き続けるためには、しっかりとした筋肉を保持し続ける必要があります。しかしながら「加齢に伴い身体の筋肉量は必ず減少するのが当たり前である」と世の中では考えられており、「高齢になれば筋肉量の低下は致し方無い……」と半ば諦めている方も存在します。その考えは一部正しいものではありますが、必ずしも加齢のみが筋肉量を減少させる根本原因であるとは一概にも言い切ることはできないのです。

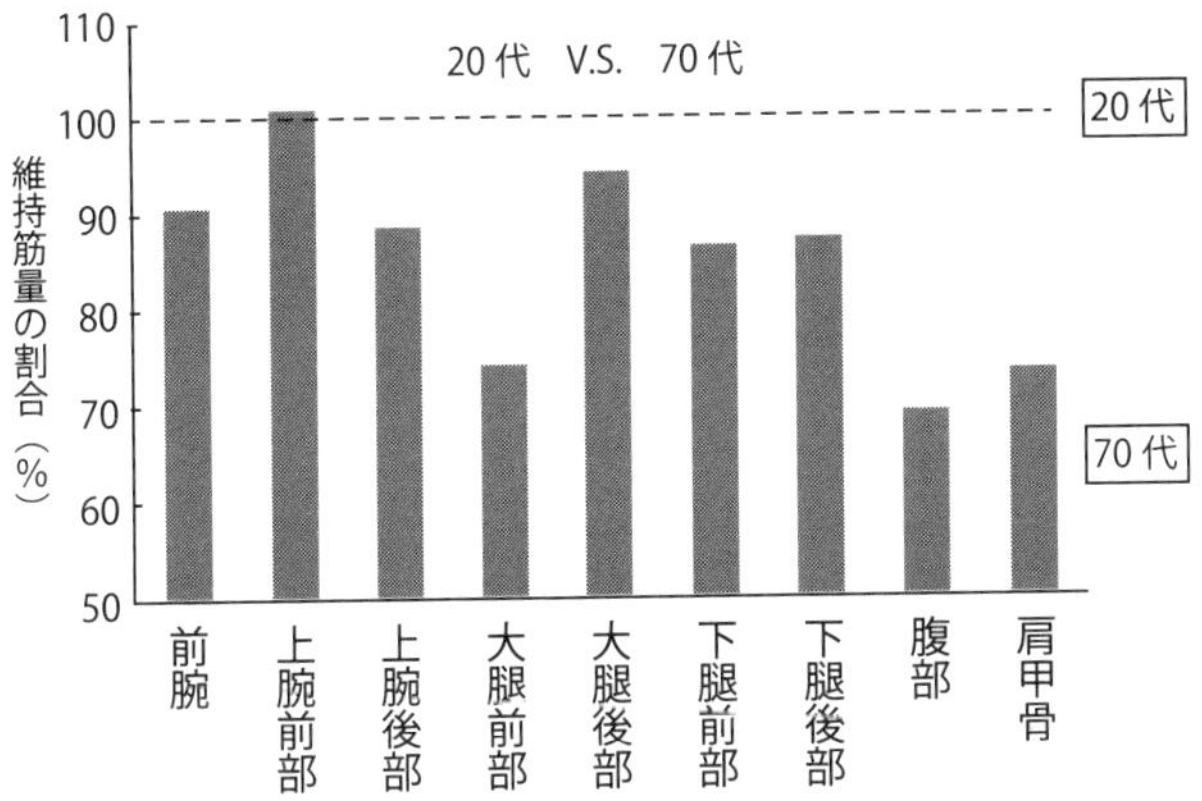

図1　加齢と筋肉量の関係（Miyatani et al. Int J Sport Health Sci.2003より引用・改変）

２００３年のMiyataniらの研究によると、20代と比較して70代は特に歩行やバランス能力に必要な筋肉である太もも（大腿前部《だいたいぜんぶ》）、腹部の筋肉量が顕著に減少することを報告しています（図1）。これらの部位の筋肉（大腿前部、腹部）が、「なぜ顕著に減少しているのか？」を考えてみましょう。

大腿前部の筋肉量は膝の曲げ伸ばし動作（スクワット動作）によって鍛えることができます。日常生活における階段の昇降動作は、片足スクワットの連続動作であり、大腿前部の筋肉を強化することが可能な動作です。

しかし、文明の発達と共に移動手段が発達し、日常生活において階段を昇降する機会が減少・喪失し、エスカレーターやエレベーターの利用頻度が増加しています。階段昇降の機会減少が、大腿前部の筋肉量を減少させる引き金の一因になっていると考えることができます。

さらに、この階段は昇降の際に片足になる動作が含まれ、バランス能力も必要となります。片足でバランスを保持するためには、体幹部（腹部）の筋力が必要です。つまり、階段昇降運動の機会減少は、腹部の筋肉量の減少も招き、バランス能力までも低下させるきっかけとなってしまっていたのです。

そして、これら大腿前部と腹部の筋肉量が減少すると、特に立ち座りの動作や臥床状態から起き上がる動作などにおいて、上半身を頻繁に用いる様になります。相互補完的に上半身を頻繁に用いる様になると、それが補助動作となり、これまで腹部や下半身の筋肉にかかっていた負担が軽減されます。そうなると筋肉への負担は一時的に楽になりますが、これらの筋肉への負荷の減少に伴い、加速的に衰える悪循環に陥ってしまうのです。

一方で上腕前部の筋肉は、身体を起き上がらせる為に頻繁に用いられる様になり、これまで以上に沢山の負荷がかかることになります。筋肉への負担が増加するということは、筋力アップが期待できるということになります。それを象徴する様に、２００３年の

Miyataniらの研究報告では、上腕前部の筋量は加齢にも関わらず、20代と比較して70代においても筋量が増加していることが示されています（図1）。つまり筋肉減少は、加齢に伴う減少よりも、不活動に伴う減少の方がより著しく影響を及ぼしていると考えることが出来ます。

運動を安全かつ効果的に行うための「運動療法の原則」

習慣化された有酸素運動は、身体に良い影響を与えてくれます。２０１４年のGlennらの研究によると、習慣的な有酸素運動は内科的、外科的にも有用な効果が期待されると報告しています。まるで運動には魔法の様な効果が期待できるのです。しかしながら、闇雲に運動を行っていてはその効果を十分に引き出すことが難しいのが現実です。

皆様の周りにも「健康の為に毎日運動をしていたのに病気になってしまった……」という方はいませんか？　強すぎる運動は身体に大きな負担となり、最悪の場合には突然死などを引き起こしかねないのです。だからといって恐れる必要はありません。

頻度	➡	３～７日／週 （２日以上空けない）
強度	➡	中等度強度 （息切れ一歩手前の強さ）
時間	➡	150～300分／週 （10分間／回の運動時間）
種類	➡	有酸素運動 （歩行・走行など）

表１　運動療法の原則（ACSM's Guidelines for Exercise Testing and Prescription 10th edition, 2017.より引用・改変）

そこで、運動を安全かつ効果的に実施する為に必要な「運動療法の原則」をご紹介します。

安全かつ効果的な運動を実現させるためには、①頻度、②強度、③時間、④種類の４つを抑える必要があります（表１）。とりわけ運動強度に関しては特に重要で、効果を十分に引き出すことはもちろんですが、安全性を確保した運動を実施する為にも、この中等度強度は是非、遵守して頂きたいポイントです。

繰り返しにはなりますが、この中等度強度を超える様な高強度での運動を行うと、交感神経活動が亢進し、心臓の負担度が増加したり、血圧も上昇したりと、身体に大きな負担が生じてしまうので運動を行う際には留意されて下さい（Koike et al. 2013）。

魔法の薬「ニコニコペース®」

この中等度強度に関して、私たちは「ニコニコペース®」と呼んでいます。このニコニコペース®（中等度強度）の運動は、運動中にお喋りができ、息切れ一歩手前の運動強度となることから、「笑顔が保てる運動強度」としてニコニコペース®と呼んでいます。ちなみに、息切れ一歩手前を意識するポイントは、鼻呼吸から口呼吸に切り替わる程度の運動強度で、「これ以上の強さで運動を行うと、口呼吸になってしまう……」という呼吸方法が切り替わる運動強度を意識して行って下さい。

運動の実践：膝や腰の負担を軽減させるウォーキング方法

まず歩くことから運動を始めてみましょう。日常生活で当たり前に行っている「歩く」という動作ですので、膝や腰に負担のかからない歩き方を身につけて下さい。ウォーキング方法をインターネットなどで調べてみると、「腕を大きく振って、大股で膝を伸ばして踵から着地しましょう」という歩き方が多く散見されます。実はこの方法で歩くと身体や

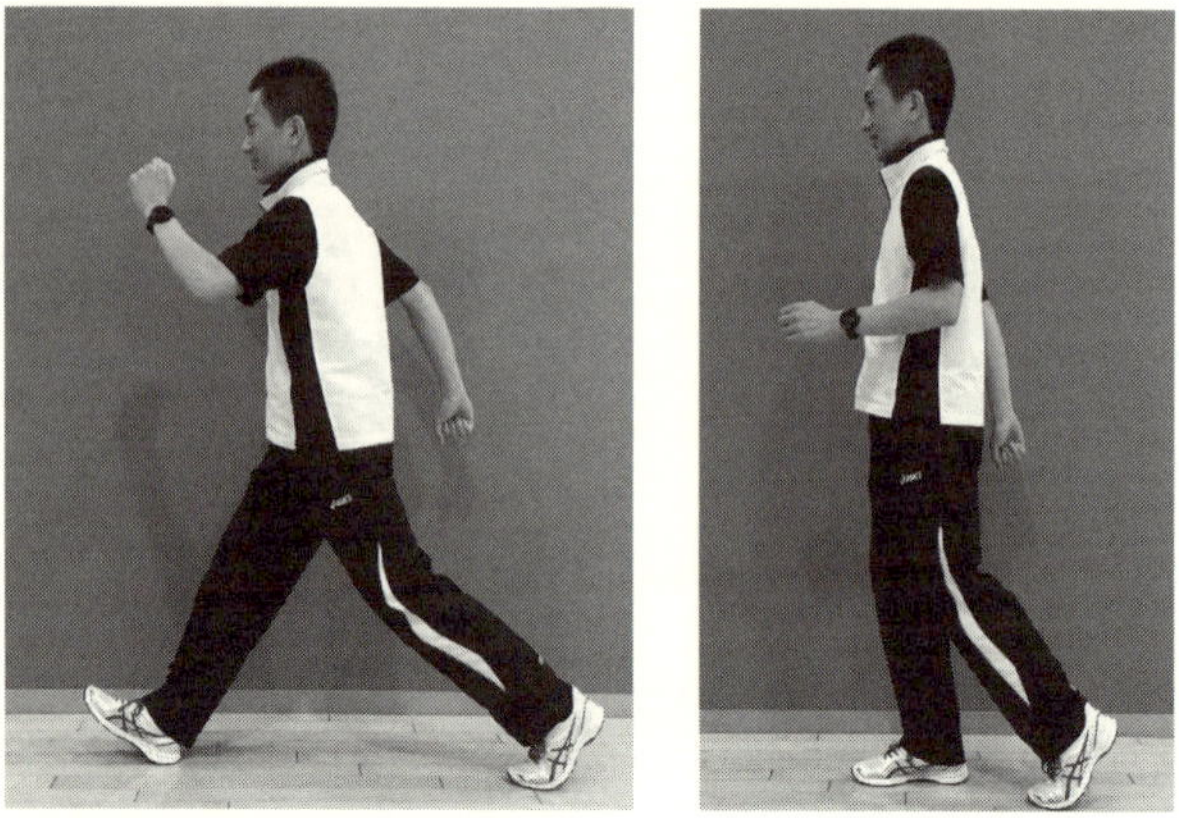

図２　ウォーキングの方法を２種類に分類
左 ：身体に負担がかかるので比較的元気な方にお勧めの方法
右 ：左と比較して着地の衝撃が小さく、普段歩き慣れていない方や膝・腰に不安のある方にお勧めの歩き方

筋肉のみならず、関節にも負担がかかります。筋力のある元気な方にはお勧めできますが、普段、運動習慣の無い方は注意が必要です。

そこで、普段歩くことが少ない方にお勧めする、下肢の負担を軽減するウォーキング方法をご紹介します。図２（右）の様に、「腕は大きく振らず自然に、足の裏全体で着地できる歩幅で歩く」ことで、大股歩きと比較して着地の衝撃を約３分の１にまで軽減させることができます。足の負担が軽減できるこのウォーキング方法を習得し、怪我を予防しましょう。

ちなみに「ウォーキングや速歩きでは

息切れ一歩手前にならない」という方は、より運動強度の高いスロージョギング®（一般社団法人 日本スロージョギング協会 HP ↓ http://slowjogging.org）に挑戦してみましょう。

運動の実践：いつでも簡単・筋力トレーニング

一部の人にとっては「歩きたいけど脚の力が弱くて歩くのが辛い……」という方も中にはいらっしゃるかと思います。その様な方にはウォーキングと合わせて、太もも（大腿《だいたい》四《し》頭筋《とうきん》）の筋力トレーニングを行うことをお勧めしています。大腿四頭筋は日常生活動作において、多く用いられている筋肉の部位です。この部位の筋力が低下すると、

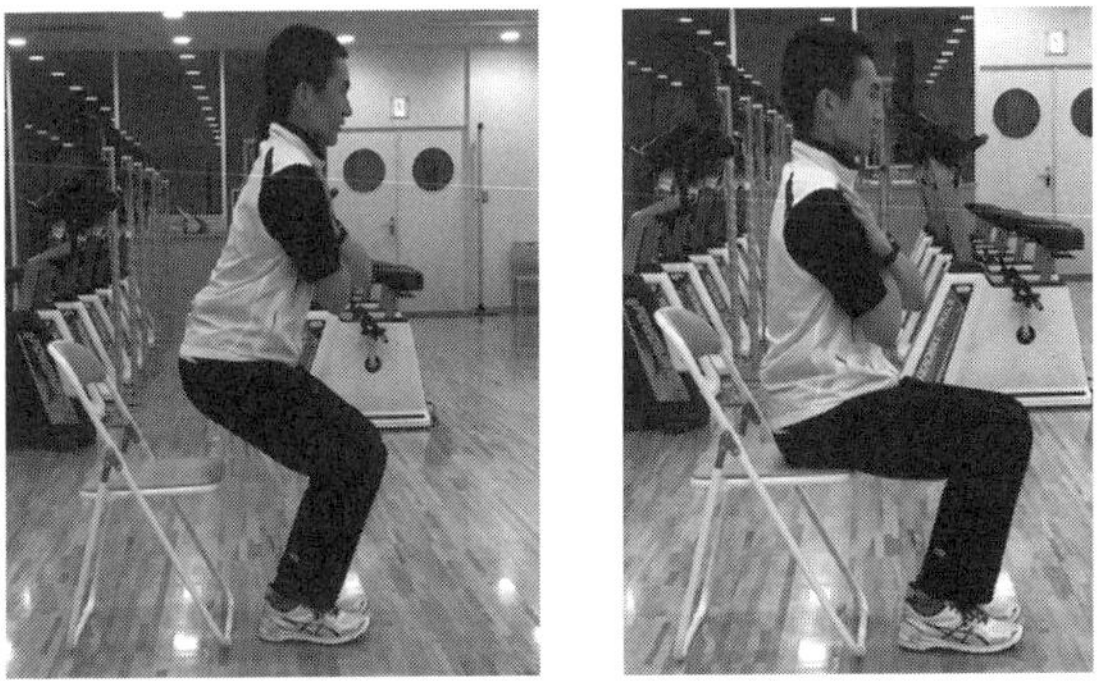

図３　座った状態から中腰の姿勢までゆっくりと３秒間かけて立ち上がり、３秒間かけて座る。この動作を脚に力を入れた状態のまま連続して３～５回実施します。途中で力を抜かないのがポイントです。

日常生活に支障が出てきます。つまり、この部分の筋肉を鍛えてあげることで生活動作が楽になり、ウォーキングも気兼ねなく取り組める様な身体に変化していきます。

大腿四頭筋の筋力トレーニング方法についての解説です（図3）。まずは背もたれのある椅子やソファーなど安定した座椅子を準備して下さい。座った状態から中腰の姿勢まで、ゆっくりと3秒間かけて立ち上がり、3秒間かけて座ります。この動作を連続して3～5回実施します。最後の1回が終了するまで、脚に力を入れた状態のまま実施して下さい。途中で力を抜かずに行うのがポイントです。1日に3回（例えば、朝・昼・夜など）を目標に実施しましょう。

生涯自分の足で歩くために必要な3つの心構え

最後に、一生涯自分の足で歩き続けるために必要な「3つの心構え」をご紹介します。

①　予防意識を持つこと

「病気になって健康のありがたみを実感する」とも言われます。「歩けなくなって、歩

ける ありがたみを実感する」という状態になってしまっては、また歩ける身体に戻す為には非常に多くの労力が必要です。健康維持にもリスク管理は必要です。

② 怪我をしないこと

怪我をすると治るまでしばらく運動ができなくなり不活動になります。不活動は不健康を招いてしまいますので、怪我をしない為にも正しい知識を持って運動を行って下さい。「健康づくりに休みなし!」という心構えが大切です。

③ 継続すること

運動は継続するから効果が得られます。運動で得られた効果は止めてしまうと無くなってしまいますので継続が大切なのです。歩き続けるから歩く能力を保つことができます。まずは日々歩くことから継続していきましょう。

広報活動・イベント運営について

アンプロデュース　代表取締役
内田　重人

ＮＰＯ法人足もと健康サポートねっとの広報活動・イベント運営を〝なぜ〟、〝だれに〟、〝なにを〟、〝どのように〟行うのかをご説明いたします。

〝なぜ〟行うのか

ここでは、〝なぜ〟広報活動・イベントを行うのかを考えて参ります。

そもそもフットケアとはその名の通り「脚・足の手入れ」です。

ペディキュアなどの装飾から様々な足の美容法、また足の爪の手入れ、保湿やスキンケア、ウオノメ・タコ、外反母趾、血管障害や糖尿病に伴う症状の治療など様々です。

本来、「脚・足の手入れ」を行いたい人が正しい知識の下で、症状にあった方法を行えば問題ないものです。現状は残念ながら圧倒的に知識が足りていない状態です。「どこに相談したら良いかわからない」「どういったことが起こっているのかわからない」という状態です。一般の方の知識不足もあるのですが、医療機関でない職種で足を間近で見ることの出来る人が、いち早く異常事態に気づいて医療機関に連絡・相談してもらえたら、防げたかもしれない事案も多数あると思われます。そのような状態を少しでも改善するために広報活動・イベントを推進していくことが必要と考えました。

“だれに”対して行うのか

フットケアの知識を普及することにより、地域に関わる人すべての脚・足の問題の解決をしていきたいと考えております。足もと健康サポートねっとの活動方針である、「医療関係者（義肢装具士・看護師・運動指導士・理学療法士・医師など）と、靴・インソール製造や販売を含めた靴業界、フットケアサロン業界などとの連携を図ることで、脚・足に悩みを持った方々の問題解決を速やかに行えるようなサポートを行う」

からもわかるように、〝脚・足に悩みを持った方々〟に対して行います。〝脚・足に悩みを持った方々〟にわかってもらえる医療関係者と靴業界、フットケアサロン業界、またその周辺に関わる事業者や官公庁、公共団体に対して正しい知識を共有していただくための活動を行います。

〝なにを〟行うのか

〝なにを〟については様々な種類・方法がありますが、ここではいくつか主だったものをご紹介して参ります。

（１）講演会

参加者は講演会の存在を知っている〝脚・足に悩みを持った方々〟とその関係者になります。参加者に対して正しい知識を普及する活動です。医学系の学術大会に付随した市民公開講座などがあります。興味のある方が講師から知識を得ることが出来ます。数多くの参加者に短い時間で情報発信できます。（質疑応答はございますが）情報発信は一方通行で双方向ではありません。

（2）イベント

〝脚・足に悩みを持った方々〟以外の、一般の方にも情報発信することが可能な場所です。

参加者はイベントそのものに興味を持った方になります。必ずしも〝脚・足に悩みを持った方々〟ではありません。つまり、魅力的なイベントであれば、いろんな分野の人が数多く集まることになり、多くの集客が見込めます。イベント時にＰＲをすることにより、多くの方に活動内容を認知していただくことが可能です。その効果で（１）～（４）の参加者を更に増やすことが可能となります。ウォーキングなどスポーツに準じたものや、お祭りなどのイベントなどもあります。こちらも数多くの参加者に短い時間で情報発信できます。情報発信は一方通行で双方向ではありません。

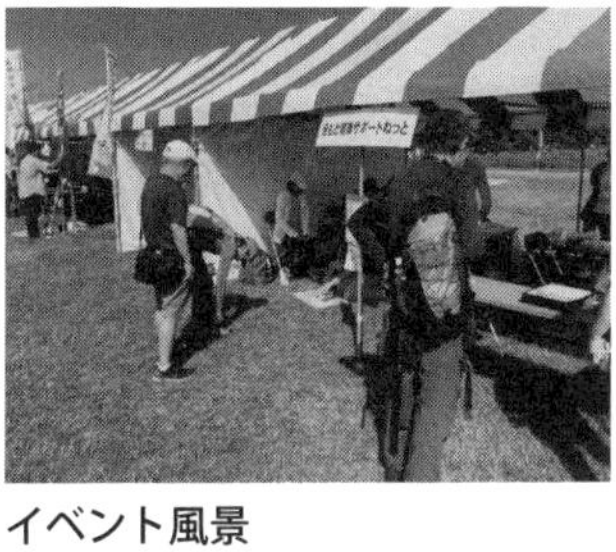
イベント風景

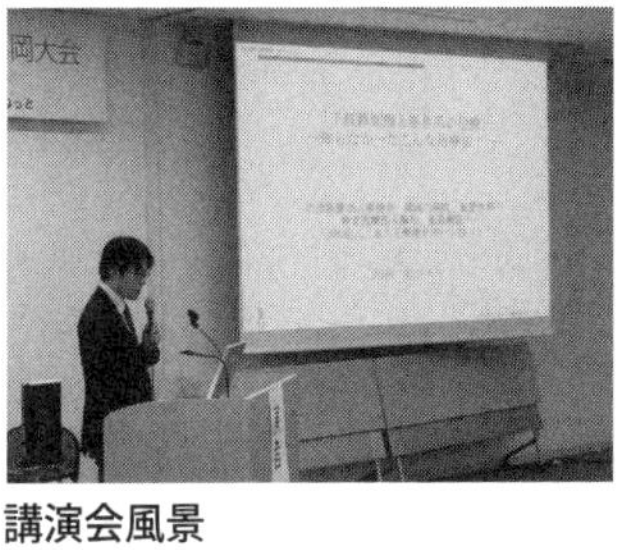
講演会風景

（３）相談会

参加者は（１）とおなじく、相談会の存在を知っている〝脚・足に悩みを持った方々〟とその関係者になります。参加者の悩みを一人ずつ個別に傾聴して、解決する方法を検討していきます。措置の必要な方には適切な医療機関・靴販売店・フットケア関連企業を紹介したり、生活習慣のアドバイスや適切な運動指導を行います。情報発信は双方向になります。マンツーマンの対応になるため人数は限られますが、参加者の生の声を聴くことが可能で、具体的な悩みや要望がわかります。（１）や（２）と組み合わせると効果的です。

（４）研修会

参加者は〝脚・足に悩みを持った方々〟と接する機会のある人となります。

医療従事者や靴の製造・販売に関わる方、フットケアサロン

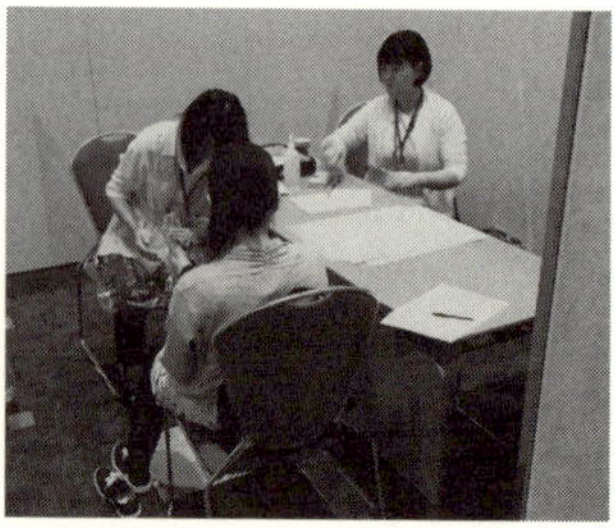

フットケア

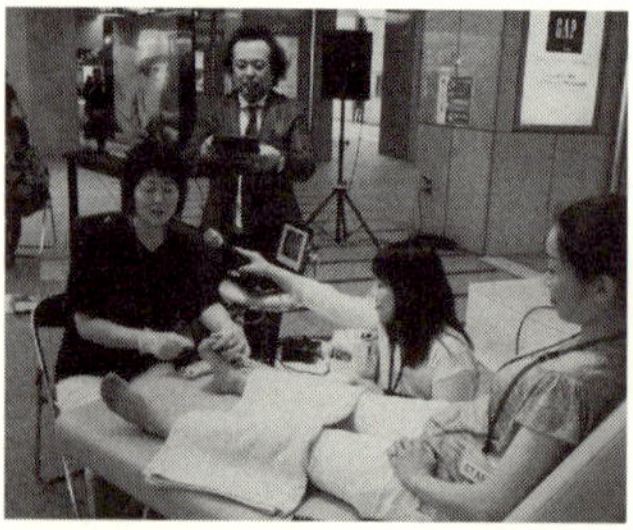

フットケア中

等で働く方など、様々な方が対象となります。そこに関わる団体に広く声掛けをするのですが、ある程度〝地域〟もしくは〝業種〟に絞って広報を行います。こういった〝脚・足に悩みを持った方々〟と接する機会のある人に正しい知識を得ていただいて、真っ先に異変に気付いてもらう存在になっていただきたいと考えています。

マンツーマンではないのですが、1名の講師が指導できる人数は限られるので、（1）や（2）よりも少人数となります。ただし、いろいろな地域で行うことも出来るため、地域の協力を得ることが出来れば多くの人に実施することも可能になります。ここで共通の認識を持つ仲間を増やせると、より多くの〝脚・足に悩みを持った方々〟に情報発信することが出来ます。

（5）出版

情報の伝達手段として出版物の製作も重要です。出版物ですが主に2種類が考えられます。

① 広く一般の方々に情報を発信するために発刊

一般の方々がターゲットなので、概要をわかりやすく記載することになります。出版後、比較的長期間の使用が可能です。

②　専門分野に特化した内容で教本として発刊

ドクターやメディカルスタッフなど医療従事者や、〝脚・足に悩みを持った方々〟と接する機会のある人がターゲットなので、最新の情報を出来るだけ詳細に記載する必要があります。

（6）その他行なうべきもの

国、県、市町村など官公庁、大学などの教育機関や病院など医療・研究機関、企業の助成や協力を得て地域連携を図ることで、広範囲に活動を周知出来ます。各所の協力を得ることが出来れば、（1）～（5）の活動を行う際、資金面や広報活動、運営などでメリットが出てきます。また、一般の方々、医療従事者など職種を問わず（運営する側でも参加される側でも）、官公庁や教育機関、研究機関が後援していることがわかるだけで〝安心感〟を持ってもらえます。そのため本題に入り易く話がスムーズに進みます。ただし、条件が厳格であったり、業務が煩雑な場合もありますので、レギュレーションを確認して申請する必要があります。

〝どのように〟行うのか

〝どのように〟行うのかですが、実施の時期に沿って説明いたします。

(1) 事前準備

運営を行うための大部分の準備を行います。長いものでは2年前から準備が始まります。

① 財務

・口座開設(単独で必要となる場合)

・代表印作成(単独で必要となる場合)

・収支予算案作成…多いものでは第5次案まで作成いたします。特に支出は想定されるものを細かく計上します。

・企業協賛…収入面で企業協賛を想定する場合は様々な対策が必要です。企業によっては公正取引協議会などに所属しているので、それぞれのレギュレーションを確認したうえで依頼を行います。協賛することによるメリットを提示する必要があります。そのような内容を記載した〝協賛趣意書〟が必要になります。

② 広報

・広報活動…どのような媒体や方法で広報活動を行うかを検討します。広報活動に必要な製作物も検討します。

　広報の時期やボリュームや対象者などを踏まえ、効果的な広報を検討します。

・製作物…通常は講演会やイベントなどの〝顔〟となるビジュアル案が必要です。ポスターやチラシ、ホームページなどの作成を行うことになります。運営の際、配布するプログラムやグッズなどがあればそちらも検討します。時期が近づいて内容が詳細に決まってくると、最新版を作成します。様々な広報媒体にも活用していきます。デザイン会社やデザイナーに依頼する場合は、あらかじめデザインの二次使用について確認を取っておく必要があります。プログラム集を作成する場合はページの構成も想定して必要な原稿を集めたり作成したりします。

③　運営手続・準備

・事務局設置…いろいろな事務作業を行う部署〝事務局〟を設置します。

・視察…類似したものや同じ内容の企画などを前年などに行っている場合、視察します。視察することで問題点や課題が見えてきます。運営を行っている方に教えを乞うと、より良い運営に繋がるので積極的に視察を行うと良いでしょう。人員や機材・装飾の確認も必要です。どのようなホスピタリティが実施されているかも確認します。全体の予算もヒアリング可能であれば行います。

・プログラム…例えば〝講演会〟でも、〝イベント〟でも、必ずプログラムを検討する必要があります。特に目玉となるようなものについては、集客にも直結しますので早い段階で確定させます。

プログラムに基づいて、出演していただく方に依頼文を差し上げます。人気の方であれば、出来るだけ早い方がいいでしょう。このプログラムに基づいてタイムスケジュールが作成されます。

プログラムやタイムスケジュールは決まり次第、ホームページなどで発信していくことが参加者に対してのホスピタリティにもつながり、集客にも良い影響を及ぼします。多くの場合、プログラムが確定するとそれを記載した冊子を作成します。冊子をどう配布するか（事前送付や当日配布など）も検討事項です。

・タイムスケジュール…プログラムが確定するとそれに基づいてタイムスケジュールを作成します。参考になる大会やイベントがあれば、そこに準じて考えておくと、タイムスケジュールの主要部分が確定しやすいです。人が最も集まる時間帯にメインプログラムを持ってくるか、人を集めたい時間にメインプログラムを持ってくるかなども考えると良いです。メインプログラムを決めた後に、その他のプログラムを決めるのが一般的です。

・会場計画…会場をどのように使用するかを考えます。タイムスケジュールと並行して確定していきます。

キャパも考えて割り当て、キャパによっては定員を設ける必要もあります。プログラムが多い場合は、1会場では収まらず、並行していくつかの会場を使用する場合もあります。出演者の控室なども想定します。運営時にはタイムスケジュールと会場計画が必要になります。こちらもプログラムが更新されるたびに作成する必要があります。

・看板や装飾…イメージに合った装飾計画を行います。会場計画に基づいた動線を示す看板配置なども考えます。

・人員配置…運営を行うのにどのくらいの人員（スタッフ）が必要になるかを決めます。プログラム、タイムスケジュール、会場計画に基づいて確定していきます。

・その他…懇親会の有無やマスコミ対応の有無、招待者の対応なども検討します。輸送や宿泊も検討し、緊急時の対応も確認・決定します。販売物の有無も確認して許可が必要な場合は申請します。

（2）当日運営

① 運営直前

・マニュアルとシナリオ作成、オリエンテーション…スタッフや協賛企業など運営に関わる人のマニュアルを作成します。マニュアルに基づいて、オリエンテーションを実施します。当日はマニュアルに則った動きが可能なように出来るだけ分かり易いものを作成します。必要な場合は「セリフ」「人物」「動き」「機材」「音響」「照明」といったものを連動させたシナリオも作成します。

・開始前確認…運営の始まりに注意事項の確認を行います。運営の終わりには次回のために気が付いたことを出し合って記録しておきます。

② 運営中

・通常…マニュアルに則ってタイムスケジュール、会場計画、シナリオ通りに運営を進めていきます。本部と各ポジションの責任者を決めて、なにかの区切りには必ず連絡を取り合います。広い場所ではトランシーバーなども活用します。

・イレギュラー…緊急時対応や苦情対応といったイレギュラーは本部が対応して、他の部署はそれぞれの役割を全うできるようにします。

(3) 事後処理

① 決算処理

決算処理を行います。実施月の翌々月には確定していきます。特に企業協賛をいただいた場合や、官公庁などの助成・後援をいただいている場合は必ず報告を行う必要があります。

② 御礼

ご協力いただいた方々へ書面やメール、ホームページで御礼をします。その際、簡単な報告も行います（参加人数など）。

③ 報告書

実施報告書を作成します。記録写真なども残しましょう。

　このような手順でＮＰＯの広報活動・イベント運営を行うのですが、これを何度も繰り返していくことで〝脚・足に悩みを持った方々〟に役立つ方法の発信が出来ると思います。またその相談に乗ることが出来る人も多く集まってくれると考えています。

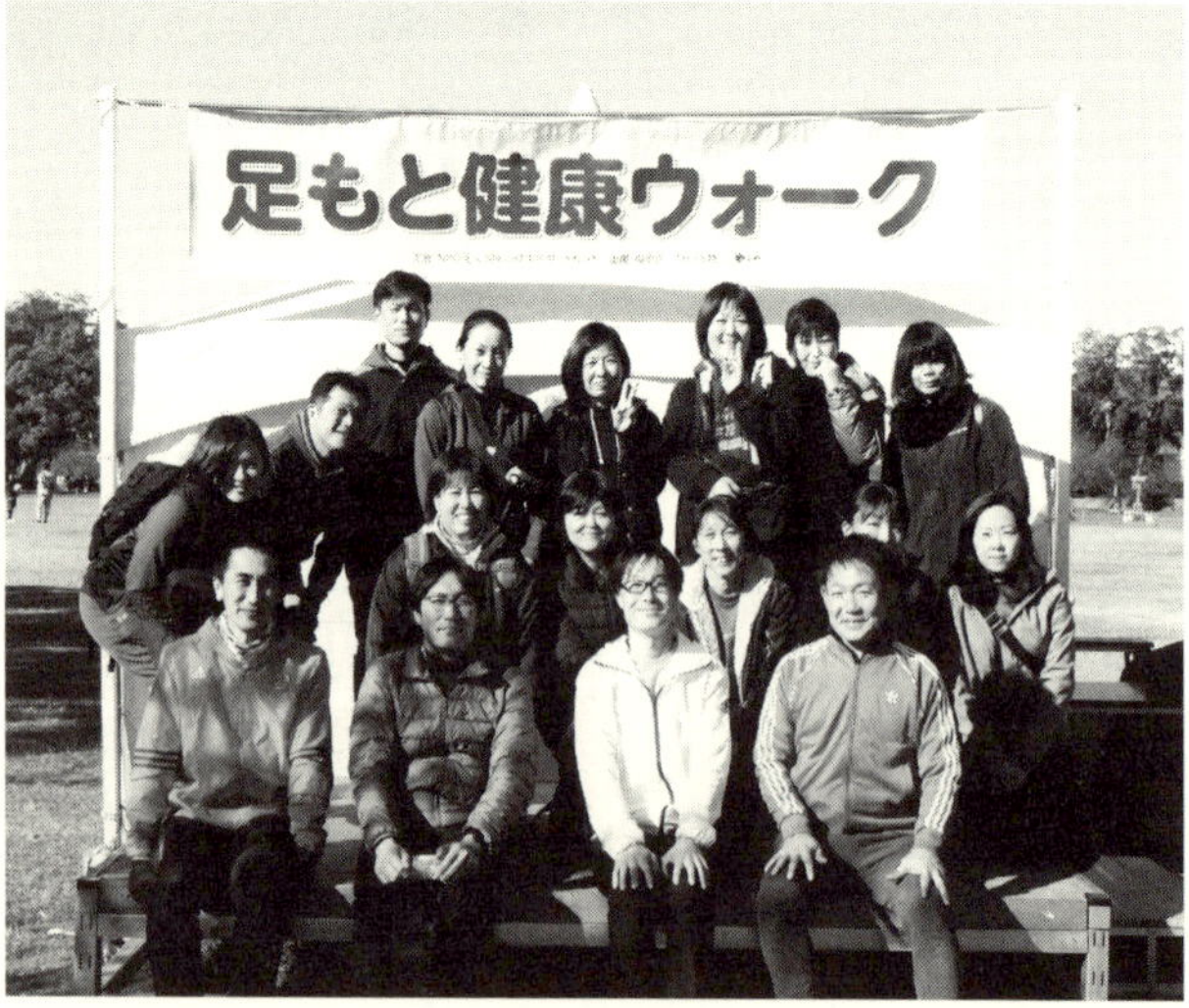

スタッフ集合写真

NPO設立の経緯

NPO法人足もと健康サポートねっと　代表
医療法人たけうち　六本松　足と心臓血管クリニック　院長
竹内　一馬

NPO設立に当たっては、設立以前にすでに2年間ほどの異業種交流会としての活動期間がありました。代表である私の呼びかけによって集まった、医師、看護師、義肢装具士、靴店店主、イベント企画会社、フットケアセラピストなどのメンバーにて各業種におけるトピックスの発表、イベントの企画立案、医療的な内容の勉強会などを定期的に開催し活動を続けていました。NPO設立後も定例会という形式で現在も継続的に集まっています。フットケア・足病関係の研究会、市民公開講座の主催などの経験を重ねていくうちに、メンバーの中で今まで以上に社会に貢献できるような活動を行いたいという熱意が高まってきました。そしてNPO化の話が自然と持ち上がり、メンバー総意の元、投票にて名称を決め、設立することになりました。社団法人などの任意団体の選択肢もありましたが、公益性や今後の行政との連携も視野に入れていた事もあり、ＮＰＯの設立を選択しました。２０１１年3月に申請を出し、6月に、「ＮＰＯ法人　足もと健康サポートねっと」（公式HP：http://ashimotokenko.com）は認可を受け、現在に至っています。

ＮＰＯの運営と啓発活動の実際

設立に当たっては、私が非常勤医を勤めていた医療法人順和長尾病院の理事長、専務に多大なる支援を頂きました。これらの人的かつ経済的な支援があったおかげで、ＮＰＯを円滑に立ち上げることができました。現在、設立から8年が経ち、まだまだ九州・福岡地区の小さい活動ではありますが、スタッフに支えられて継続できています。細々とでも継続していると良いご縁、集まったエネルギーが良い連鎖を生んでいることが有り難いです。

足病の予防や治療は、まだまだ市民に認知されてない領域であり、重症化してから医療機関を受診する事例が後を絶ちません。市民が足に関心を持ち、セルフケア、家族に対してのケアができれば、重症化をゼロにはできなくても、減らすことには繋がると思っています。そして、さらには早期に発見し、早期から医療介入できれば、治療期間も短くすることができ、医療経済的にも好ましいことでしょう。そのためにも啓発活動は、診療と同等に重要なことであると考えています。

これまで各種学会・研究会などの市民公開講座の開催を始めとして、ウォーキング大会のブース出展やメディア出演による足病の啓発、紙媒体としては会報誌の発行、ホームページや各種ＳＮＳでの情報発信を積極的に行い、様々な媒体を使った啓発活動を行ってきました。会報誌は年2回程度の頻度で発刊、1回5000部を作成、現在までに累計35000部を配布しています。各病院、靴店、フットケアサロンなどの待合室や市民公開講座、各種研究会の時にも配布を行っています。積極的な活動は重要ですが、運営メンバーやその他メンバーの社会環境にも変化が見られます。最も重要なことは、細々とであっても無理せず負担少なく、楽しみながら活動を継続することでしょう。

運営の立ち上げは、前述のように長尾病院にお世話になりましたが、私の給与所得の一部を計上して資金に充てました。運営の継続は、長尾病院だけでなく、私の前常勤先である社会医療法人喜悦会那珂川病院にも多大なる支援をいただき、かつ立ち上げの理事メンバーにも経済的支援を頂くような状態でした。基本活動である市民イベントは参加費無料であることから、ボランティアに近い形での有料セミナーと理事および、前述の2病院からの経済的支援だけしか収入源はありませんでした。活動に協賛していただける企業や、市民の寄付を得るなどの収入源の確保も今後の課題です。しかしながら、このような社会活動に深い理解のある2病院にサポートしていただけて、恵まれた環境であるとつくづく感じています。あらためて、紙面にて感謝の意を表します。

連携の拡がりや課題

介護との連携

訪問介護事業所は地域の高齢者のニーズに合ったきめ細やかなサービスを行っています。その1つが足のケアです。介護職だけではできる範囲が限られてはいるものの、毎日の足の変化などを早期に発見することが可能です。早めに医師、看護師に報告することが重症化を防ぐことにつながります。足を診る・診れる医療機関と介護施設との連携も今後の重要な課題であると考えています。

病診連携

足病変の診療やケアは多岐の診療科の知識が必要なことが多く、診療を躊躇する医師も少なくないのが現状です。大学病院や大きい基幹病院であっても施設内で完結しないことも多くみられます。一方で連携がスムーズであると救われる足が多いのも事実です。困った症例が発生した時に相談できる医師や病院を探すのではなく、事前に足診療を相談できる医師・医療機関を見つけておくことが望ましいでしょう。しかし現実問題として、高齢者診療においては、外来であっても、在宅であっても足病変は避けて通ることができない問題となっています。本書を少しでもお役立ていただき、足病変を早期に発見し、積極的に治療していただくことを願います。

おわりに

本書を発刊するにあたり多くの方々にご支援、ご協力を頂きました。この場にて厚く御礼申し上げます。本書は我々ＮＰＯがこれまで取り組んできた「足のトラブル発生↓歩けない↓要介護↓寝たきり」の負の連鎖・悪循環サイクルを断ち切り、歩行を守り、生涯元気で歩き続けられる生活を目指したサポート活動の結晶です。

執筆してもらうことは叶いませんでしたが、本書が誕生するにあたり、設立時のメンバーである故・吉田惠さんの想いが強く込められていることを記しておきます。２０１７年11月、スキルスのため彼女を失うこととなりました。生前、彼女はＮＰＯの成長の暁には、本を出版したいということを話していました。彼女から闘病中に相談があり、出版を含めた我々の活動に貴重な寄付を託されました。我々の活動はまだまだ未熟なものであり、出版は時期尚早かもしれませんが、本書は誕生しました。我々の想いと先に旅立った彼女の想いが、多くの読者に届くことを願うとともに、我々の活動を支えてくださる良き理解者が増えるきっかけになれば幸いです。

竹内　一馬

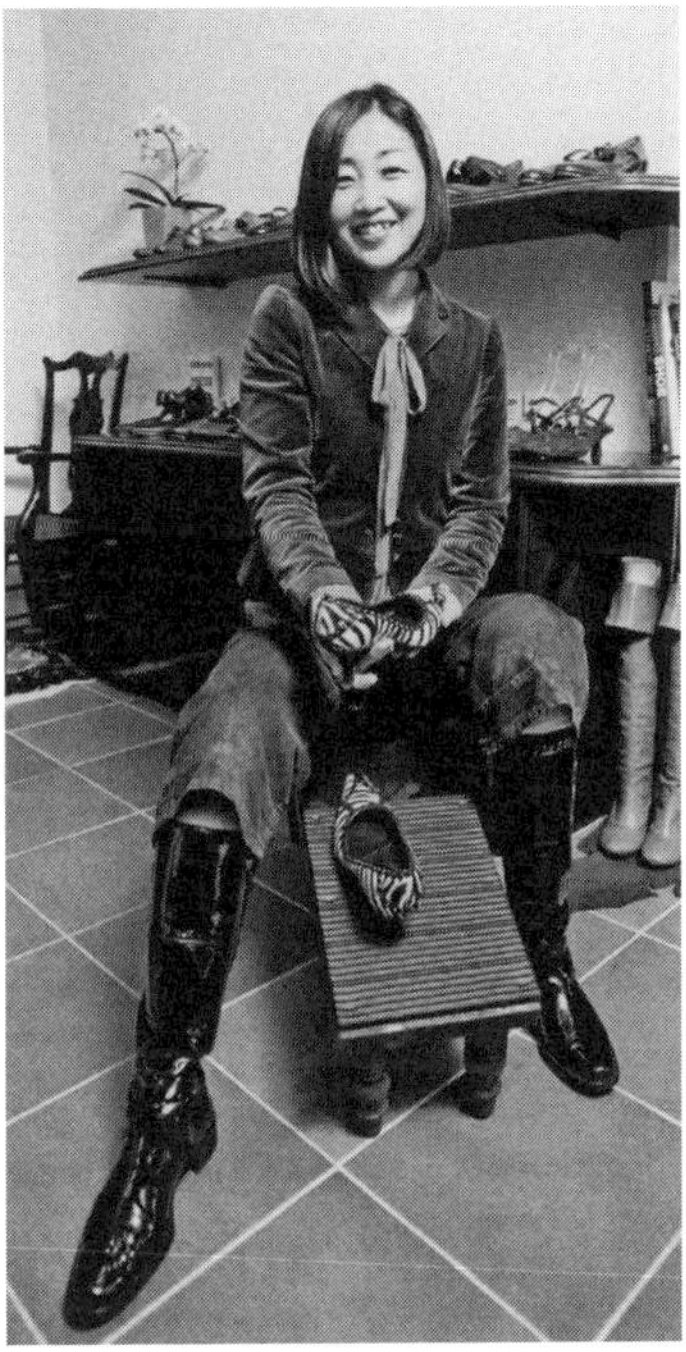

本書を永遠の足ふぇちメンバーである、吉田恵さんに捧げます。

【用語解説】

注1：下肢末梢動脈疾患…足の血管に動脈硬化がおこり、動脈が細くなったりつまったりすることで、血液の流れが悪くなり、足に様々なトラブルを起こす病気。

注2：糖尿病性多発神経障害…糖尿病により神経が障害を受けている状態。高血糖が持続することで生じる。

注3：遠位対称性感覚運動性多発神経障害…手や足の左右両方に神経障害が出現し、感覚神経や運動神経が障害を受けている状態。

注4：動静脈シャント……通常、動脈から流れてきた血流は毛細血管を通り、その後静脈に流れていくが、毛細血管を介さずに動脈から静脈に直接血流が流れ込む状態。

注5：心筋梗塞…………心臓の周りにある冠動脈という血管がつまり、心臓の筋肉が壊死している状態。

注6：重症下肢虚血………血流が慢性的に乏しい状態になり、安静時に疼痛がでたり、潰瘍や壊死・壊疽を生じる状態。

注7：脊柱管狭窄症………脊髄が通っている管を脊柱管と言い、その部分が狭くなっている

病気。整形外科にて治療を行う。

注8：壊死性筋膜炎……皮膚が赤く腫れあがり、細菌が筋膜に沿って広がっていく感染症の1つ。早期治療でないと、命にかかわる。

注9：敗血症………感染症によって、身体の臓器不全が生じている状態。敗血症ショックは感染症の為、血圧や臓器不全が生じ、死亡率が非常に高くなる。

注10：静脈うっ滞性潰瘍…静脈の流れが悪くなりうっ滞する事で、静脈の圧が高くなり皮膚に潰瘍を作った状態。

注11：絞扼性神経障害……神経が外傷や元々狭い場所において狭窄が強くなり、締め付けられ発症するしびれなどの神経障害のこと。

注12：足根管症候群………「絞扼性神経障害」の1つに、足の「うちくるぶし」の少し後ろの方に神経があり、その神経を足根管の部分で締め付けられる状態になると、足裏のしびれなどが発症する。

注13：モートン病…………足の3番目と4番目の趾の間にしびれやピリピリした痛み、熱感をともなう症状が出ること。足の指の間に神経のこぶができるのが原因。

注14：糖尿病腎症・注15：糖尿病網膜症・注16：糖尿病神経障害…2型糖尿病患者の増加に

より、糖尿病特有の細小血管の合併症。

注17：強剛母趾……………母趾の付け根の緩衝作用を持つ軟骨がすり減り、動きがスムーズにできなくなり、痛みや腫れが生じる状態。

注18：ハンマートゥ………親指以外の足趾の関節が「く」の字に屈折した状態。

注19：爪甲鉤彎症…………なんらかの外的要因により爪の成長が妨害され、厚みを増し変形して生えてくる症状。

注20：変形性関節症………膝関節のクッションの役割を果たす膝軟骨や半月板が加齢・肥満により、長期間に少しずつすり減り、変形することで起こる。多くが痛みを伴い行動が制限されるため、早めの適切な治療が望まれる。中高年女性に多い。

注21：骨粗鬆症……………老化に伴い骨密度が低下することにより骨の強度が下がり、骨折しやすくなる疾患。高齢女性に多い。

注22：末梢動脈疾患………動脈硬化による足の動脈の血流不足。

注23：上気道感染…………鼻腔・咽頭・喉頭を上気道と言う。風邪などの症状を引き起こすウイルスが鼻粘膜から咽頭粘膜に感染し、ウイルスが増殖することによ

り、鼻水・喉の痛み等の症状が現れること。

注24：ＢＭＩ値……体重と身長の関係から肥満度を示す体格指数、肥満を判定する基準の１つ。体格指数（ＢＭＩ）＝体重÷（身長×身長）。

注25：血清脂質……血液の中の脂肪分の濃度のこと。

注26：大血管症……糖尿病の合併症の中で、心筋梗塞、脳梗塞、末梢動脈性疾患（ＰＡＤ）など、動脈硬化による症状。

注27：低比重リポタンパク（ＬＤＬ）・注28：高比重リポタンパク（ＨＤＬ）……ＬＤＬコレステロール（悪玉）、ＨＤＬコレステロール（善玉）と呼ばれている。ＨＤＬは体の隅々の血管壁からコレステロール（脂）を抜き取って肝臓に運ぶ。体内のコレステロールが多いとＬＤＬがコレステロールを全身に運び、血管壁にコレステロールが蓄積してしまう。

注29：血管内皮細胞……血管の内側を覆う細胞。血小板の粘着・凝集の抑制、血管の収縮・拡張を調整する物質の放出など血管を保護するさまざまな機能を担っている。

【引用・参考文献】

『糖尿病フット・マネージメント：国立京都病院糖尿病センター』 河野茂夫・著 診断と治療社 2002年
『ニコニコペースの活用：スロージョギング・スローステップ健康法』 田中宏暁・著 体力科学54：39-47 2005年
『糖尿病神経障害の発症頻度と臨床診断におけるアキレス腱反射の意義』 糖尿病50（11）：799-806 佐藤 譲・他 一般社団法人日本糖尿病学会 2007年
『新読み方つき医学・看護略語辞典』 南江堂看護編集部・編 南江堂 2007年
『あらゆる病気を防ぐ「一日8000歩・速歩き20分」健康法』 青柳幸利・著 草思社 2013年
『高齢者外来診療』 和田忠志・編／著 中山書店 2014年
『スロージョギングの有効性に関する研究：低速走行と歩行の生理学的データの比較から』ランニング学研究25（1）19-27 北嶋康雄、佐々木唯香、田中宏暁・著 ランニング学会 2014年
『糖尿病患者100人の足から学ぶ フットケア実践BOOK』 安西慶三、藤井純子・編／著 メディカ出版 2015年
『糖尿病診療ガイドライン2016』 日本糖尿病学会・編／著 南江堂 2016年
『糖尿病治療の手引き2017 改訂第57版』 日本糖尿病学会・編／著 南江堂 2017年
『糖尿病ケア：vol14 肥満症の基礎知識から最新情報まで 糖尿病患者の「減量指導」Q＆A』 坂根直樹・著 メディカ出版 2017年

『糖尿病療養指導ガイドブック２０１７ ―糖尿病療養指導士の学習目標と課題―』 一般社団法人日本糖尿病療養指導士認定機構・編／著 一般社団法人日本糖尿病療養指導士認定機構 ２０１７年

『糖尿病療養指導ガイドブック２０１８ ―糖尿病療養指導士の学習目標と課題―』 一般社団法人日本糖尿病療養指導士認定機構・編／著 一般社団法人日本糖尿病療養指導士認定機構 ２０１８年

『足病・フットケア領域における地域啓発活動のためのＮＰＯ設立・運営について』日本フットケア学会雑誌63-67 竹内一馬、松田拓朗・著 一般社団法人日本フットケア学会 ２０１８年

科研製薬株式会社ＨＰ「閉塞性動脈硬化症」 http://www.kaken.co.jp/nr/release/nr20070326.html

「健康日本21」ＨＰ（第二次）現状値の年次推移 別表第五（２）身体活動・運動 http://www.nibiohn.go.jp/eiken/kenkounippon21/kenkounippon21/date05.html

公益社団法人日本整形外科学会ＨＰ「外反母趾」 https://www.joa.or.jp/public/sick/condition/hallux_valgus.html

公益社団法人日本整形外科学会ＨＰ「症状・病気を調べる」 https://www.joa.or.jp/public/sick/index.html

公益社団法人日本ＷＨＯ協会ＨＰ https://www.japan-who.or.jp

公益社団法人日本糖尿病協会ＨＰ https://www.nittokyo.or.jp/

公益社団法人日本皮膚科学会ＨＰ「爪の病気」 https://www.dermatol.or.jp/qa/qa38/index.html

国立国際医療研究センターＨＰ「神経障害」 https://www.ncgm.go.jp/

糖尿病ネットワーク ニュース／資料室 2015.07.03 http://www.dm-net.co.jp/calendar/2015/023653.php

日本皮膚科学会ＨＰ「皮膚科Ｑ＆Ａ」 https://www.dermatol.or.jp/modules/public/index.php?content_id=1

ノバルティスファーマ株式会社ＨＰ「奈良県立医科大学附属病院　透析部　教授吉田克法先生　最近の日本の透析医療について」https://jinentai.com/dialysis/doctor_interviews/5?p=2

平成28年国民健康・栄養調査報告　厚生労働省　１３６第38表・第39表　https://www.mhlw.go.jp/bunya/kenkou/eiyou/dl/h28-houkoku-05.pdf

American Heart Association Journal Medicine「Circulation」2010.01.26 (Diabetes Net 2010.03.03) http://www.dm-net.co.jp/calendar/2010/009828.php

American Diabetes Association Diabetes Care,26:3333-3341,2003

American Diabetes Association : Prevent type2 diabetes , join inaugural National Get Fit Don't Sit American Diabetes Association,2015

Aoyagi Y, Shephard RJ, Arch Gerontol Geriatrics56：327-338,2013

Bauman et al. Am J Prev Med,2011

EDITOR IN CHIEF: Riddle MC. American Diabetes Association Standards of Medical Care in Diabetes 2019. Diabetes Care. 42(Suppl. 1): S1–S193,2019

Guthold R, Stevens GA, Riley LM, Bull FC. Worldwide trends in insufficient physical activity from 2001 to 2016: a pooled analysis of 358 population-based surveys with 1·9 million participants. Lancet Glob Health. 6(10): e1077–e1086,2018

Hikida RS, Gollnick PD, Dudley GA, Convertino VA, Buchanan P. Structural and metabolic characteristics of human skeletal muscle following 30days of simulated microgravity. Aviat Space Environ Med. 60(7): 664-670,1989

Japan Preventive Association of Life-style related Disease 2011.09.01 http://www.seikatsusyukanbyo.com/calendar/2011/001851.php

Katzmarzyk PT, Church TS, Craig CL, Bouchard C. Sitting Time and Mortality from All Causes, Cardiovascular Disease, and Cancer. Med. Sci. Sports Exerc. 41(5): 998–1005,2009

Koike A, Itoh H, Taniguchi K, Hiroe M. Detecting abnormalities in left ventricular function during exercise by respiratory measurement. Circulation. 80: 1737-1746,1989

Miyatani M, Kanehisa H, Azuma K, Kuno S, Fukunaga T. Site-realated differences in muscle loss with aging. Int J Sport Health Sci. 1: 34-40,2013

Rowe GC, Safdar A, Arany Z. Running Forward New Frontiers in Endurance Exercise Biology. Circulation. 129: 798-810, 2014

Sitting for long periods increases risk of disease and death , regardless of exercise (University of Toronto 2015)

Sedentary Time and Its Association With Risk for Disease Incidence , Mortality , and Hospitalization in Adults (Annals of Internal Medicine 2015)

The sedentary office : a growing case for change towards better health and productivity (British Journal of Sports Medicine 2015)

The American College of Sports Medicine. ACSM‐ s Guidelines for Exercise Testing and Prescription (10th edition). Lippincott Williams & Wilkins,2017

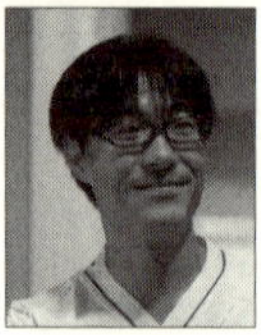

竹内　一馬（たけうち　かずま）
NPO 法人　足もと健康サポートねっと　代表
医療法人たけうち　六本松　足と心臓血管クリニック　院長

1997 年　福岡大学医学部医学科卒業
　　　　　福岡大学医学部　第二内科入局（現心臓血管内科）
2002 年　福岡大学大学院 医学研究科　修了（医学博士）
2005 年　静岡市立静岡病院　心臓血管外科
2010 年　福岡大学医学部心臓血管外科　講師
2011 年　社会医療法人喜悦会　那珂川病院　血管外科　部長
2016 年　福岡大学臨床教授
2018 年　医療法人たけうち　六本松　足と心臓血管クリニック　院長

日本内科学会認定内科医／日本外科学会専門医／日本循環器学会認定循環器専門医／日本脈管学会認定脈管専門医

[所属学会]

日本フットケア・足病医学会（評議員）
日本下肢救済・足病学会（評議員）
日本靴医学会（評議員）
日本整形靴技術協会（理事）など

[社会活動]

足育研究会　顧問／日本マゴットフォーラム　理事／日本トータルフットマネジメント協会　顧問／日本フットケア技術協会　理事　など

[学会主催]

第 3 回下肢救済・足病学会九州沖縄地方会学術集会　大会長
第 16 回日本整形靴技術協会学術大会　大会長　予定（2020 年 1 月）

医療法人たけうち　六本松　足と心臓血管クリニック
URL：http://ashitoshinzo.com/
連絡先：kazumal.t@gmail.com

第１章　20 秒間に１本の足が切断されているという事実（P12）

第１章　足の病気にはどんなものがあるの？（P24）

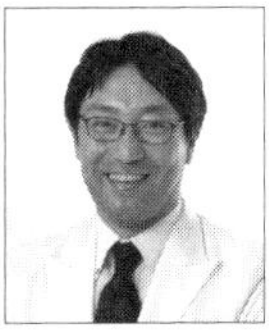

竹之下　博正（たけのした　ひろまさ）

たけのしたクリニック　院長

2003 年　福岡大学医学部卒業

2003 年　福岡大学血液・腫瘍・糖尿病内分泌・感染症内科

2006 年　千早病院　循環器科

2008 年　国立病院機構　京都医療センター糖尿病センター

2009 年　福岡大学病院　内分泌糖尿病科

2010 年　同科　助教

2013 年　唐津赤十字病院　内科

2014 年　佐賀大学プロジェクト研究所：糖尿病足病変予防戦略研究所客員研究員（兼任）

2017 年　唐津赤十字病院　第三内科　副部長

2018 年　唐津赤十字病院　第三内科　部長

2018 年　たけのしたクリニック　内科・糖尿病科　院長

専門医：日本内科学会総合内科専門医 / 日本糖尿病学会糖尿病専門医

たけのしたクリニック

URL：http://takenoshita.net/

第１章　足の異変が引き起こすトラブル（P32）

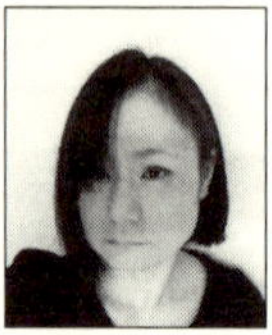

坂　さとみ（さか　さとみ）
医療法人心信会　池田バスキュラーアクセス・透析・内科
外来看護主任兼フットケア専任担当

1996 年　社会医療法人喜悦会　那珂川病院
2016 年　医療法人心信会　池田バスキュラーアクセス・透析・内科

［主な資格］
2001 年　看護師免許取得
2013 年　透析技術認定士取得
2014 年　日本フットケア学会認定　フットケア指導士
　　　　　福岡糖尿病療養指導士取得
2015 年　六学会合同認定　透析療法指導看護師
　　　　　医科医療事務管理士取得
2017 年　日本下肢救済・足病認定師取得

［所属学会・研究会等］
腎不全看護学会
日本フットケア・足病医学会
日本下肢救済・足病学会
福岡実践フットケア研究会（世話人）

池田バスキュラーアクセス・透析・内科
URL：http://www.fukuoka-vaccess.jp/

第1章 身体を支える「足」の役割（P42）

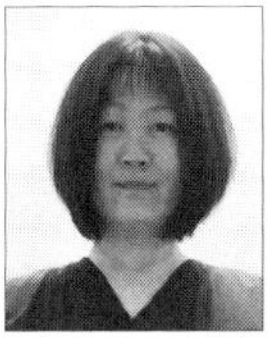

中島　さとみ（なかしま　さとみ）
フット専門店　a Sea　代表
フットヘルパー認定校福岡校講師
足を大切にする会　代表

2006年10月　ロワ・フスフレーゲプロ養成スクール卒業
　　　　　　（一般社団法人日本フットケア・フスフレーゲスクール）
2006年11月　直営サロン勤務
2008年10月　フット専門　a Sea　開業
2015年 4月　フットヘルパー認定校福岡校開校
2017年11月　足を大切にする会設立

［主な資格］
プロフェッショナル・フスフレーガー
フットヘルパー認定校福岡校講師
介護職員初任者研修

フット専門店　a Sea
URL：https://asea-s.shopinfo.jp/

第１章　生涯歩行のすすめ（P50）
第２章　自分の靴をチェックしよう！（P109）

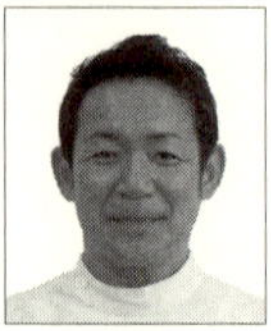

有薗　泰弘（ありぞの　やすひろ）
義肢装具士（義肢装具士免許2269号）
有園義肢株式会社　代表取締役

1995 年　国立障害者リハビリテーション学院　義肢装具学科　卒業
1995 年　義肢装具士　国家資格取得
1995 年　有園義肢株式会社　入社
1997 年　ノイバウア整形靴工房（ドイツ・ミュンヘン市）にてピーター・ノイバウア氏（整形靴マイスター）に師事（1 年）
1998 年　株式会社中礼義肢製作所（鹿児島市）にて義足を中心に製作・適合研修（1 年）
2015 年　有園義肢株式会社　代表取締役就任

[所属学会・研究会等]
日本義肢装具学会
日本下肢救済・足病学会（評議員）
日本フットケア・足病医学会（評議員）
日本義肢装具士協会
日本整形靴技術協会
日本義肢協会（治療用装具委員）
NPO 法人　足もと健康サポートねっと（副理事・2011 年 6 月～）

〒866-0815　熊本県八代市長田町3300番地
TEL：0965-33-3983
FAX：0965-32-1492
Mail：info@arizono-gishi.com
URL：http://www.arizono-gishi.com/

第2章 自分の足の状態をチェックしよう！（P62）

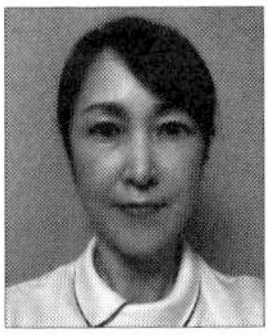

鶴田　朋子（つるた　ともこ）
フットケアサロン　フロムペディ　代表

2006年　足の専門学校 SCHOOL OF PEDI 卒業
2006年　フットケアサロン　フロムペディ　開業
2012年　医療法人 CCR　せんだメディカルクリニック
　　　　フットケア外来セラピスト
2016年　医療法人社団三村・久木山会　宇佐中央クリニック
　　　　透析室フットケアセラピスト
2018年　（社）日本トータルフットマネジメント協会　評議員
2018年　B/ S　SPANGE　指導者

[主な資格]

2006年　（社）JFTA 認定　フットケアスペシャリスト、ネイルケアスペシャリスト習得
2006年　B/ S　SPANGE　取扱者取得
2011年　介護ヘルパー2級取得
2018年　B/ S　SPANGE　指導者資格取得

[所属学会・研究会等]

日本下肢救済・足病学会
日本靴医学会
NPO 法人　足もと健康サポートねっと（社員：技術協力員）
NPO 法人　介護予防フットケアサポートねっと（副理事長）
熊本実践フットケア研究会（世話人・技術顧問）

フットケアサロン　フロムペディ
URL：http://frompedi.com/

第2章 自分の習慣をチェックしよう！　運動習慣（P84）

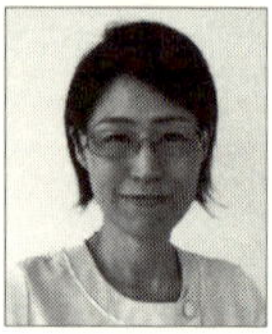

井上　順子（いのうえ　じゅんこ）
医療法人ホームケア　よつばの杜クリニック
皮膚科・美容皮膚科・フットケア
看護主任

[主な資格]

1991年　看護師免許取得
2006年　佐賀糖尿病療養指導士取得
2007年　福岡糖尿病療養指導士取得
2009年　糖尿病重症化予防フットケア加算研修受講
2011年　日本糖尿病療養指導士取得
2012年　日本フットケア学会認定フットケア指導士取得

[所属学会・研究会]

日本糖尿病学会
日本フットケア・足病医学会
日本下肢救済・足病学会
日本糖尿病協会
福岡実践フットケア研究会（世話人）

医療法人ホームケア　よつばの杜クリニック
URL：http://www.yotsubanomori.com
連絡先：jinoue@yotsubanomori.com

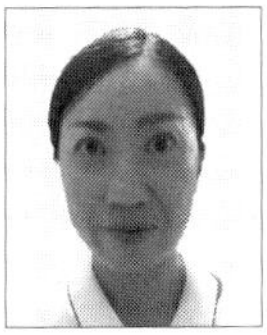

吉田　のぞみ（よしだ　のぞみ）
唐津赤十字病院・日本糖尿病療養指導士

2003年　佐賀市医師会立看護専門学校専門課程卒業
2000年4月～2006年2月　医療法人　同愛会　副島病院
2006年3月～2015年3月　社会医療法人財団　白十字会　白十字病院
2015年　唐津赤十字病院

［主な資格］
2003年　看護師免許取得
2007年　福岡糖尿病療養指導士取得
2010年　ホリスティックフットケアスペシャリスト取得
2011年　日本糖尿病療養指導士取得
2012年　糖尿病合併症加算研修修了
2015年　日本フットケア学会　フットケア指導士取得
日本下肢救済・足病学会　下肢認定師取得
佐賀糖尿病療養指導士取得
日本静脈学会　弾性ストッキングコンダクター取得

［所属学会・研究会等］
日本フットケア・足病医学会
日本下肢救済・足病学会
（日本下肢救済学術集会　九州・沖縄地方会評議員）
日本糖尿病教育・看護学会
2011年1月～2015年3月　福岡実践フットケア研究会発足にて世話人
2015年4月～現在　佐賀実践フットケア研究会世話人

第3章 毎日のフットケア（足のお手入れ）と注意点（P120）

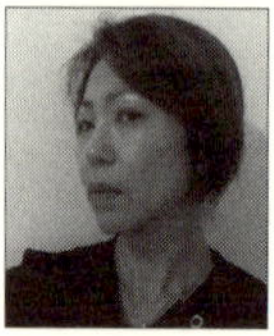

石橋　理津子（いしばし　りつこ）
佐賀大学医学部形成外科・技術補佐員看護師
足病 Ns Ishibashi メディカル office 代表

2006 年　社会医療法人天神会新古賀病院にて九州初の足専門外来を佐賀医大形成外科と共同設立 (ASHE プロジェクト)
2009 年　福岡県南実践フットケア研究会を聖マリア病院、久留米医大病院と共同設立
2009 年　日本フットケア学会認定フットケア指導士取得
2009 年　日本褥瘡学会認定褥瘡看護師取得
　　　　日本静脈学会認定弾性ストッキングコンダクター取得
2012 年　糖尿病重症化予防フットケア加算研修受講
2014 年　筑後地区糖尿病療養指導士取得
2015 年　日本下肢救済・足病学会認定足病認定師取得
2015 年　日本フットケア学会秋季久留米セミナー大会長
2018 年　佐賀大学医学部形成外科技術補佐員

[所属学会・研究会]

日本フットケア・足病医学会（評議員）
日本フットケア・足病医学会（研修委員）
日本フットケア・足病医学会（総務・渉外委員）
日本下肢救済・足病学会（評議員）
日本下肢救済・足病学会（九州沖縄地区理事）
福岡県南実践フットケア研究会（理事）

足病 Ns Ishibashi メディカル office
URL：https://hp-ishibashi-ashi-ns-office.jimdo.com/

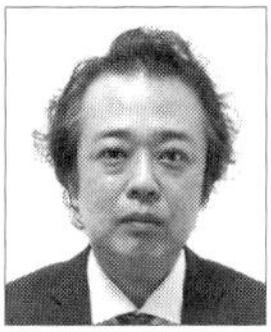

倉冨　英史（くらとみ　ひでふみ）
シューズクラトミ　代表取締役社長
シューフィッター・ウォーキング指導員

1991年　大学を卒業後に東京の省力化機器メーカーに入社
1999年　家業である靴小売り「有限会社クラトミ（直方市・　2店舗）」に入社
2000年　日本靴小売商連盟シューフィッター取得
2003年　ドイツ整形靴技術の習得とドイツ靴の取り扱いを始める
2008年　代表取締役（3代目）に就任・JWA認定ウオーキング指導者取得
2009年　福岡市中央区荒戸に「シューズクラトミ大濠公園店」を開業
2011年　福岡市博多区に「楽歩堂・博多阪急店」を開業
2013年　第9回 日本整形靴技術協会学術大会の大会長に就任
2017年　福岡市博多区に「shoelist by rakuhodou・博多阪急店」を開業

現在、福岡県にドイツの靴文化をベースとした靴小売店を5店舗展開。お客様の生涯歩行への貢献をテーマとしています。

シューズクラトミ
URL：http://kuratomi.info/

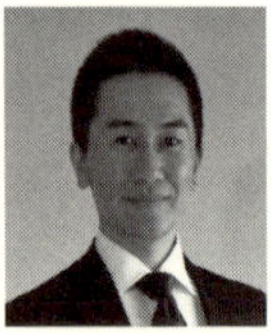

松田　拓朗（まつだ　たくろう）
福岡大学病院 リハビリテーション部
健康運動指導士
スポーツ健康科学博士

2001年4月　福岡大学スポーツ科学部　入学
2005年4月　福岡大学大学院スポーツ健康科学研究科　入学
2008年6～8月　米国 Wake Forest University 客員研究員
2010年3月　福岡大学大学院博士課程後期　修了
2010年4月～2013年3月　福岡大学医学部　ポストドクター
2013年4月～2014年3月　福岡大学身体活動研究所　ポストドクター
2014年4月 ～現在　福岡大学病院 リハビリテーション部

［研究・専門領域概要］
運動生理学、運動療法・処方、臨床運動療法

［所属学会・研究会等］
American College of Sports Medicine（米国 スポーツ医学会）
Clinical Exercise Physiology Association（米国 臨床運動生理学協会）
International Academy of Sportology（国際スポートロジー学会）
日本心臓リハビリテーション学会
日本下肢救済・足病学会
日本糖尿病協会
福岡生活習慣病運動療法研究会（世話人）
NPO 法人　足もと健康サポートねっと（理事・編集長）
一般社団法人　日本スロージョギング協会（講師）
公益財団法人　健康・体力づくり事業財団
健康運動実践指導者養成講習会（講師・認定試験問題作成員）
福岡心臓リハビリテーション研究会（世話人）

連絡先：takumatsu81@gmail.com

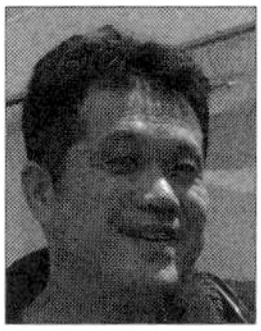

内田　重人（うちだ　しげひと）
アンプロデュース　代表取締役

福岡県出身
同志社大学経済学部卒業
銀行勤務の後、コンベンション会社に勤務
その後、独立し「アンプロデュース株式会社」を開業

アンプロデュース
URL：http://anuproduce.com/

「NPO法人　足もと健康サポートねっと」とは

「NPO法人　足もと健康サポートねっと」は、九州圏内の医療関係者と靴業界、フットケアサロン業界などと連携を図ることで、足（脚）に悩みをもった方々の問題解決のサポートを行う特定非営利活動法人です。

役　員

[理事長]
竹内　一馬（医療法人たけうち　六本松　足と心臓血管クリニック　院長）

[副理事]
有薗　泰弘（有園義肢株式会社　代表取締役）
倉冨　英史（有限会社クラトミ　代表取締役社長）

[理　事]
柳瀬　敏彦（医療法人社団　誠和会　牟田病院　病院長）
安西　慶三（佐賀大学医学部　肝臓・糖尿病・内分泌内科学　教授）
竹之下博正（たけのしたクリニック　院長）
松田　拓朗（医療法人　福岡大学病院　リハビリテーション部）

[監　事]
西田　壽代（足のナースクリニック　代表）

[技術協力員]
服部　直和（医療法人順和長尾病院　専務理事・事務局）
服部　文忠（医療法人順和長尾病院　理事長）
岡橋　伸浩（株式会社アステム　執行役員）
下川　敏弘（社会医療法人喜悦会　那珂川病院　理事長）
内田　重人（アンプロデュース　代表取締役）
鶴田　朋子（フットケアサロン　フロムペディ　代表）
石橋理津子（佐賀大学医学部形成外科技術補佐員看護師/足病Ns Ishibashiメディカルoffice 代表）
坂　さとみ（医療法人心信会　池田バスキュラーアクセス・透析・内科）
吉田のぞみ（唐津赤十字病院看護部/日本糖尿病療養指導士）
井上　順子（医療法人ホームケア　よつばの杜クリニック）
中島さとみ（フット専門店　a Sea　代表）

NPO 法人　足もと健康サポートねっと活動履歴

2009 年 11 月　福大フットケアカンファレンス
2010 年　1 月　第 8 回糖尿病フットケア研究会および市民公開イベント
2011 年　1 月　福大フットケアカンファレンス
2011 年　2 月　第 9 回日本フットケア学会年次学術集会 市民公開講座
2011 年 12 月　足のすべて 2days
2012 年　5 月　YOKOHAMA フットケアサミット
2012 年 10 月　第 4 回那珂川フットケアミーティング
2013 年　4 月　第 5 回那珂川フットケアミーティング
2013 年　9 月　第 6 回那珂川フットケアミーティング
2013 年　9 月　福岡市介護実習普及センター
2013 年 11 月　第 28 回健脚を血管病から守る公開シンポジウム
2013 年 11 月　九州ホスピタルショウ 2013
2014 年　4 月　第 7 回那珂川フットケアミーティング
2014 年　9 月　第 8 回那珂川フットケアミーティング
2014 年 10 月　第 3 回日本下肢救済・足病学会 九州・沖縄地方会学術集会 市民公開講座
2015 年　4 月　第 9 回那珂川フットケアミーティング
2015 年　9 月　第 10 回那珂川フットケアミーティング
2015 年 10 月　第 12 回日本フットケアサミット 久留米セミナー 市民公開講座
2016 年　3 月　那珂川創傷ケア研究会
2016 年　5 月　足の健康を考える 1days
2016 年 10 月　第 5 回日本下肢救済・足病学会 九州・沖縄地方会学術集会 市民公開講座
2017 年　4 月　第 13 回那珂川フットケアミーティング
2017 年　5 月　第 9 回日本下肢救済・足病学会学術集会 市民公開講座
2017 年 10 月　第 15 回ふれあい健康ウォーク
2018 年　9 月　第 16 回ふれあい健康ウォーク
2018 年 10 月　第 56 回日本糖尿病学会九州地方会 市民公開講座
2018 年 10 月　第 7 回日本下肢救済・足病学会 九州・沖縄地方会 市民公開講座
2018 年 11 月　第 1 回六本松フットケアミーティング
2018 年 11 月　第 1 回足もと健康ウォーク
2019 年　2 月　福岡県聴覚障害者センター講演会

NPO 法人　足もと健康サポートねっと
お問い合わせ先

[運営事務局]
アンプロデュース株式会社
〒 810-0001 福岡県福岡市中央区天神 4-4-30
天神西江ビル 6F
TEL：092-401-5755
E-mail：info@ashimotokenko.com
URL：http://ashimotokenko.com/index.html

生涯歩行《しょうがいほこう》のすすめ
今日《きょう》からはじめるフットケア！

◆

2019 年 8 月 1 日 初版発行

編　著　足もと健康サポートねっと
発行者　田村　志朗
発行所　㈱ 梓 書 院
〒 812-0044 福岡市博多区千代 3-2-1
tel 092-643-7075　fax 092-643-7095

印刷製本　シナノ書籍印刷

◆

ISBN978-4-87035-651-1